JN234895

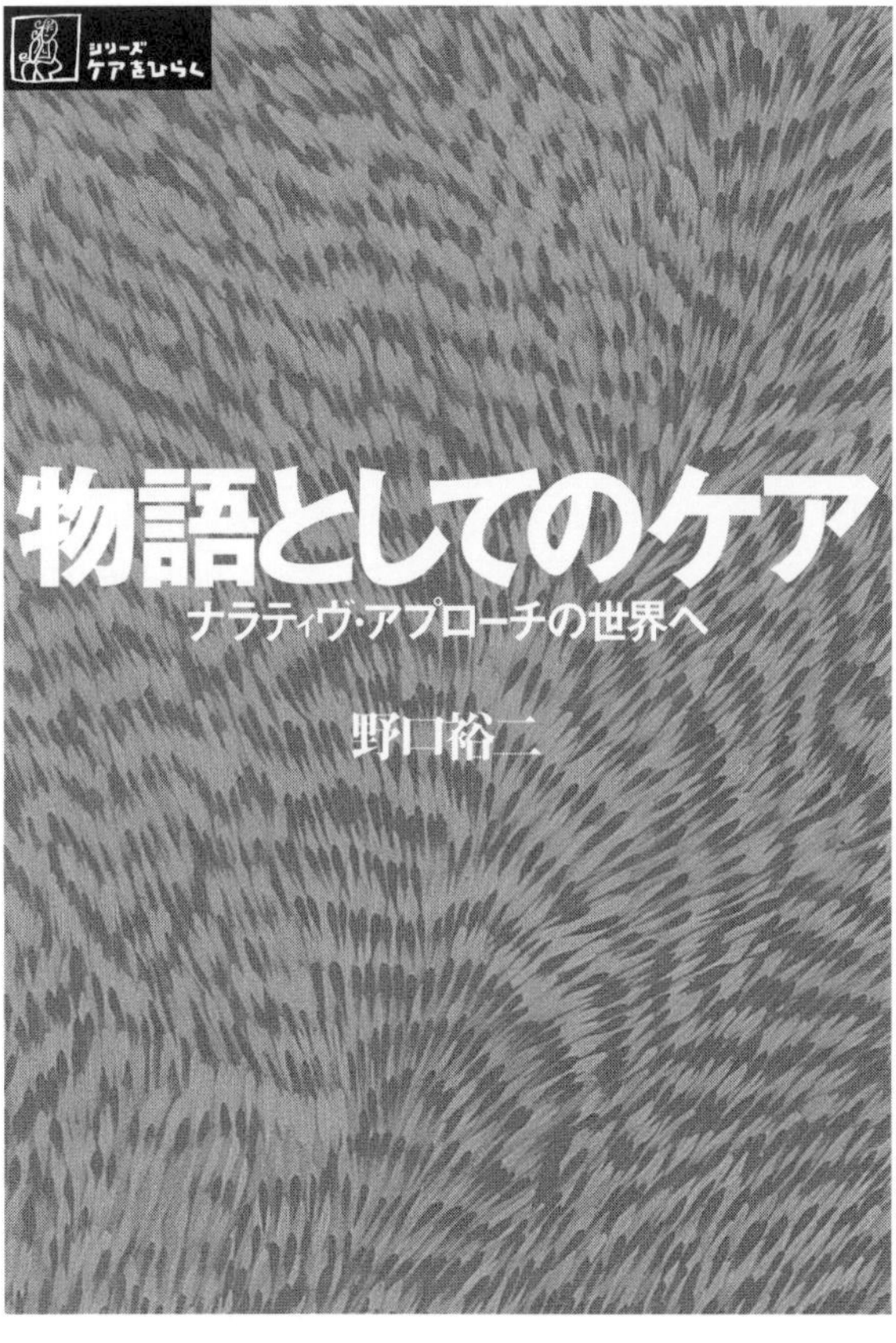

医学書院

まえがき

「ナラティヴ narrative」という言葉が注目されている。「物語」あるいは「語り」を意味するこの言葉は、人文科学、社会科学、そして、臨床科学などのさまざまな領域でいまもっとも重要なキーワードのひとつとなっている。人間が織りなすさまざまな現象、あるいは、人間と社会のかかわりを考えるうえで、ナラティヴという形式がとても重要な意味をもつことにひとびとが気づき始めたといえるだろう。

ナラティヴへの注目は、八〇年代後半頃からさまざまな分野で同時に起こってきた。医療や看護、福祉といった臨床の分野も例外ではない。例外でないどころか、臨床分野は、そうした動きをある面でリードするような重要な役割を果たしてきた。

医療人類学からは、病いのナラティヴ illness narrative に関する研究が生まれ、家族療法の領域では、ナラティヴ・セラピー narrative therapy が注目され、プライマリ・ケアの領域からは、ナラティヴ・ベイスト・メディスン narrative based medicine が提唱されている。看護の領域では、現象学的看護論のなかでナラティヴが重要なキーワードとなり、社会福祉の世界でも、ポストモダン・ソーシャルワーク

postmodern social work がナラティヴに注目している。

いずれも、「ケア」や「援助」という行為において、「ナラティヴ」がとても重要な役割を果たすことを主張するものであり、これらの動きを総称して、「ナラティヴ・アプローチ narrative approach」と呼ぶことができる。

これらのなかでも、ナラティヴ・セラピーは、それまでの家族療法の理論と実践を大きく塗り替え、さらに、心理療法全般がもつ理論的前提をも塗り替えるような迫力をもっている。その理論的な革新性と徹底性は、臨床領域における「ナラティヴ革命」ともいうべき特徴をもっている。

本書の目的は、ナラティヴ・セラピーを中心に、臨床領域におけるナラティヴ・アプローチの考え方とその実践を紹介し、さらに、それらがケアという世界にどのような新しい視界を切り開くのかを検討することにある。

第Ⅰ部では、ナラティヴ・セラピーの前提となる「社会構成主義」の考え方、社会心理学を中心に発展してきた「自己物語論」、そして、医療人類学の領域で発展してきた「病いの語り」の理論を紹介する。

第Ⅱ部では、家族療法の世界を塗り替えたナラティヴ・セラピーの三つの実践、「外在化とオルタナティヴ・ストーリー」「無知のアプローチ」「リフレクティング・チーム」を紹介する。

第Ⅲ部では、ナラティヴ・セラピーの三つの実践が相互にどのような関係にあるか、それはどのような新しい専門性を主張しているのかを検討し、さらに、セルフヘルプ・グループやフェミニスト・セラピーなどの関連する動きをナラティヴ・アプローチの視点から再検討する。

第Ⅳ部では、ナラティヴ・アプローチはケアとどのように関係するか、これまでのケアの理論と実践はどのような特徴をもっていたか、そして、ナラティヴ・アプローチはそれをどのように革新するのかについて考える。

「ナラティヴ」という言葉は、わたしたちが日々実践しているさまざまな臨床的行為や、臨床という場面を、まったく異なるものとして認識させてくれる。「ナラティヴ」というたったひとつの言葉が、まったく新しい臨床の世界を切り拓く。臨床のさまざまな場面でいま、新しい臨床の物語、新しいケアの物語が始まっている。

物語としてのケア――ナラティヴ・アプローチの世界へ｜目次

第1章

言葉・物語・ケア

1 言葉と臨床

さまざまな臨床領域でいま、「ナラティヴ」という言葉が注目されている。「物語」や「語り」を意味するこの言葉は、その言葉が示すとおり、もともと文学領域、文芸領域の用語であった。それがなぜ、一見無関係な「臨床」という領域で、これほどまでに注目されるようになったのだろうか。

その背景には、「言語論的転回」「物語論的転回」と呼ばれる現代思想の大きな動きがある。わたしたちが生きる世界において、「言葉」がとても重要な役割を果たしていること、そして、その「言葉」が「語り」あるいは「物語」という形式をとるとき、とても大きな力をもつことが注目されるようになったのである。

こうして、人間の織りなすさまざまな行為や関係を、「言葉」「語り」「物語」という視点からとらえ直す作業が、人文科学、社会科学のさまざまな領域で活発化してきた。こうした動きを象徴的にあらわす言葉が「ナラティヴ」という言葉なのである。

もちろん、「臨床」の世界も例外ではない。例外でないどころか、「臨床」の世界こそが、このような視点をもっとも必要としていた。臨床の場は「語り」に満ちている。病者は自らの病いについて語り、医療者はそれにじっと耳を傾ける。あるいは、医療者の「語り」に病者がじっと耳を傾ける。病者と医療者のかかわりは、相互の「語り」を通して展開していく。臨床の場とはすなわち「語り」によって成り立つ場であるといえる。

同時に、臨床の場は「物語」の展開する場でもある。たとえば、「闘病記」という形式がこのことを象徴的に示している。病者は、自分の半生を、病いの物語、闘いの物語として描き出す。臨床の場は、その物語の重要な一場面となり、医療者はその物語の重要な登場人物となる。臨床の場とは、物語が展開する場であるといえる。

臨床をこのように「語り」と「物語」という視点から眺め直す方法、それが「ナラティヴ・アプローチ」である。こうした視点に立つとき、あらためて気づかされるのは、臨床における「言葉」の重要性である。語りも物語も「言葉」でできている。だとすれば、臨床は「言葉」によって成り立っているということになる。

このような言い方をすると、それはちょっと言い過ぎではないかと思われるかもしれない。臨床は「言葉」だけでなく、薬やベッド、医師や看護婦、病院や保険診療制度など、さまざまな「もの」や「ひと」や「制度」によって成り立っている。したがって、「言葉」だけに注目するのはあまりに一面的すぎると思われるかもしれない。

しかし、「言葉」は単に臨床を構成するさまざまな要素のひとつなのではない。それは、「もの」や「ひと」や「制度」のすべてと深く関係している。たとえば、薬の作用や副作用をわたしたちは言葉で説明し言葉で理解する。また、医師は診断内容や今後の治療方針を言葉で患者に説明する。また、制度はそもそも法律というかたちで言葉で表現されなければ姿をあらわさない。「言葉」は、臨床の場で生じるさまざまな現象にかならずなんらかのかたちで関係しているのである。

したがって、「言葉」という視点を強調することは、「薬」や「ベッド」の果たす役割を軽視したり過小評価したりすることを意味しない。むしろ、それらの果たす役割を「言葉」という視点からあらためてとらえ直すことで「臨床」の新しい理解を生み出すのである。

「言葉」は「臨床」の世界と密接に関係している。あるいは、「言葉」こそが「臨床」を成り立たせている。それでは、そもそも「言葉」とはどのような働きをもつものなのだろうか。まずはこの問題から検討してみることにしよう。

2 言葉と現実

言葉は世界をつくる

臨床の場における言葉の重要性を端的に示すのが、「告知」という問題である。病名を告げるかどうか、あるいは予想される余命を告げるかどうかで、患者の生きる世界は一変する。たったひとつの言葉が世界を変えてしまう。

また、インフォームド・コンセントも、言葉による世界の把握の一例として考えることができる。選択可能ないくつかの医療行為、そこで予想される結果について、言葉がいくつかの可能な世界を描き出す。患者の生きる世界、これから生きるであろう世界の範囲が言葉によって描き出されるのである。

言葉がわれわれの生きる世界をかたちづくるというこうした考え方は、「社会構成主義（社会構築主義）social constructionism」と呼ばれ、現在、さまざまな領域で注目されている考え方である。この立場を最初に明確にしたのは、現象学的社会学者のバーガーとルックマン［Berger & Luckmann, 1966］だが、現在では、社会学の領域にとどまらずに、言語哲学、科学哲学、社会史、ジェンダー研究、文化研究などの多様な領域で発展している。

言葉が世界をつくる。たしかに、わたしたちは日々、言葉を使って何かを表現し、何かを伝達している。したがって、言葉がなければ、世界を表現したり伝達したりすることはできないという意味で、たしかに言葉が世界をつくっているといえる。しかし、社会構成主義が主張するのは実はこのことではない。世界がまずあって、それが言葉で表現されるのではなく、言葉が先にあって、その言葉が指し示すようなかたちで世界が経験されるというのが、社会構成主義の主張である。

ちょっと常識を引っくり返すような考え方だが、このことは、たとえば、わたしたちが直接見たことのない世界（たとえば死後の世界）について語りあうことができるという事実のなかによくあらわれている。このとき、世界が言葉で表現されているというよりも、言葉が世界を構成しているというべきであろう。

それでは、直接目にしている世界についてはどうかというと、これも同様に説明できる。直接目にしている世界をある言葉で語るということは、別の言葉で語らないという選択がなされたことを意味する。このとき、世界は別の言葉ではなくある言葉が指し示すようなものとしてわれわれの前に立ち現れてしまう。つまり、言葉が世界をつくる。

この考え方は、たとえば、さきほどの「告知」の例にもあてはまる。ある病名の告知によって、患者の生きる世界は一変する。告知しなければ、患者は別の世界を生きている。言葉が患者の経験する世界のありようを決定してしまうのである。

このようにいうと、それは屁理屈であって、さまざまな医学的検査によって確認された病理の存在や病状の進行という「客観的事実」が先にあって、それを単に言葉で（病名で）表現しただけではないかといわれてしまうかもしれない。しかし、たとえば、他人の検査結果を取り違えて、告知してしまう場合がないわけではない。そのとき、「客観的事実」がないのに、患者の生きる世界は一変してしまうはずである。

言葉は状態を識別する

言葉はあるひとりの人生を方向付けるような力をもっているだけでなく、ひとびとの一般的な認識を方向づける力をもっている。たとえば、よく知られているように、かつて「同性愛」はひとつの精神疾患として精神医学の公式診断マニュアルに記載されていたが、現在では削除されている。かつては、それは「病名」であったが、いまは、「病名」ではなく人間のひとつの「嗜好」あるいは「生き方」とみなされている。同じ「客観的状態像」が言葉によって、「病気」になったりならなかったりする。

さらにわかりやすい例は、「セクハラ」であろう。かつて（といってもそんなに昔ではない）、「セクハラ」という言葉がまだなかった頃、たとえば職場で男性の上司が部下の女性の体にふれる行為は、女性にとって不快だけれどどうしようもないこと、我慢するしかないことだと思われていた。しかし、いま、「セクハラ」という言葉の普及によって、それは明らかに「許されない行為」「犯罪」として認識されるようになった。「言葉」が新しい「現実」を創造したのである。

つまり、言葉は状態を識別する。「セクハラ」という言葉がなかった頃、わたしたちは、それを対象化して論じることができなかった。それを一個の独立した行為として認識することができなかった。したがって、その是非を論じることも難しかった。

「セクハラ」と名付けられたことによって、他の行為とは区別されるひとつの独立した行為として認識できるようになった。それまでは他のさまざまな行為のなかに埋もれていて、それだけを取り出して論じることが難しかったのができるようになった。さらに、この言葉を手がかりにして、ある特定の行為がセクハラにあたるのかどうかという議論ができるようになった。こうして、わたしたちはいま、「セクハラ」とみなされる行為とみなされない行為を区別するような現実世界に生きている。

つまり、言葉が世界をつくるのだが、これでもまだ、次のような反論があるかもしれない。たしかにそういう場合もあるが、それはあくまで例外的なケースであって、ほとんどの場合、客観的事実と言葉は対応しているのではないかと。

しかし、ここで問題なのは、数の問題、確率の問題ではない。たとえ数は少なくとも、そうした場合がたしかにありうることが、言葉が現実を構成していることの決定的な証拠となる。いまは疑いようがなく動かしようがないと思われている「確かな現実」も、将来、いつ違うかたちで認識されるようになるかわからないといえるからである。

「セクハラ」のように、新しい言葉の発明と普及によって、「現実」はいつ異なる姿をもってわたしたちの前にあらわれてくるかわからない。「現実」はつねにそうした変更の可能性に開かれている。つまり、わたしたちは、客観的事実ではなく言葉をたよりに現実を認識し、自分の生きる世界を構成しているのだといえる。

ナラティヴという形式

以上のように、言葉は単独でもひとびとの生きる世界を変えてしまうほどの力をもっているが、それらがつなぎ合わされるとき、さらに大きな威力を発揮する。それが、「ナラティヴ」という形式である。言葉は、「ナラティヴ」という形式をとることによって、いっそう強力な作用をもつようになる。それでは、「ナラティヴ」とは一体どのような形式なのであろうか。

すでに述べたように、ナラティヴという言葉には、「語り」と「物語」という二つの意味が含まれている。前者は「語る」という行為に重点があり、後者は「語られたもの」の形式や構造に重点がある。「語り」という意味は、ナレーション narration やナレーター narrator という言葉から容易に類推できるであろう。ただし、テレビのナレーターのように画面の背後に隠れて事態をたんたんと解説するというイメージに限定する必要はない。そうではなく、誰かに向かって何かを語ること、および、その語られた内容一般を広く指すのが、この言葉のもともとの意味である。

一方、「物語」というと「イソップ物語」や「源氏物語」のような有名な「お話」を思い浮かべるかもしれない。しかし、「わたしの人生物語」とか、「二人の恋の物語」とか、「わたしの家族の物語」というように、有名ではないが、わたしたちにとって大切な「物語」もまた数多く存在する。ひとはみなそれぞれの物語をかかえて生きている。さまざまな出来事や思いをつなぎ合わせてなんらかの結末へと向かうお話、それらはすべて「物語」と呼ぶことができる。「物語」は本の中だけでなくいたるところに存在している。

「語り」と「物語」はこのように区別される関係にあるが、同時に、それらは相互に連続する関係にもある。そもそも文字の文化をもたなかった時代には、「物語」はまさに「語り」によるほかなかったわけだし、文字があっても活字が発明されるまでは、「物語」を伝える主要な媒体は「語り」だった。「物語」はもともと「語り」だったといえる。

「わたしの人生の物語」や「二人の恋の物語」や「わたしの家族の物語」もまた多くの場合、「語り」によって伝えられる。もちろん、自伝や自分史のようなかたちで文字の形式にされることもあるが、それも「語り」と別のものというよりは、「語り」を文字化したものといえるだろう。

つまり、「物語」は「語り」から生まれる。ひとびとの何気ない「語り」のなかにも一片の「物語」が含まれており、また、さまざまな「語り」の断片をつなぎ合わせていくと壮大なひとつの「物語」ができあがることがある。「物語」は「語り」から生まれ、そして成長していく。

一方、「語り」が「物語」から生まれるという場合もある。たとえば、「自分史」を書いたひとは、自分の人生をその「自分史」のシナリオに沿うようなかたちで「語る」ようになるはずである。そうでなければ、その「自分史」は自分を正しく表現していないということになってしまう。「語り」は「物語」の延長上に生み出されていく。

「語り」と「物語」はこのような相互的で連続的な関係にある。「語り」が「物語」を生むと同時に、「物語」が「語り」を生む。どちらが先にあるともいえない。あるときは、「語り」が先立つように見えるし、またあるときは、「物語」が先立つようにも見える。しかし、「語り」が先に見えるときでも、その背後に大きな「物語」があるともいえるし、「物語」が先に見えるときも、その背後に無数の「語り」があるともいえる。

「語り」と「物語」のこうした相互的かつ連続的な関係を一言であらわす言葉、それが、「ナラティヴ」という言葉なのである。「ナラティヴ」という言葉は、「語り」と「物語」を同時に指し示している。

3 物語と現実

物語は現実を組織化する

それでは、言葉を組みあわせてできる「物語」という形式は、具体的にどのような作用をもっているのだろうか。この問題は、わたしたちがふだん、どのようにしてものごとをわかったと思ったり、あるいは、わからないと思ったりするのかということと深く関係している。

たとえば、ここ十年くらいの間に、わたしたちの常識ではとうてい理解できないような悲惨な事件、残酷な事件がいくつも起こった。「地下鉄サリン事件」「神戸児童連続殺傷事件」、そして「大阪池田小事件」などである。こうした不可解な事件が起きるたびに、わたしたちは、なぜこんなことが起きてしまったのかがわからず、とても不安な気持ちになる。犯人はなぜこのようなことをしてしまったのか、それをなんとか知ろうとしてテレビや新聞にくぎ付けになる。

このような疑問は通常、「動機」という言葉で説明される。しかし、通常、「動機」としてあげられる、「怨恨」「金目当て」「男女関係のもつれ」「愉快犯」などといった言葉ではとても説明がつかないような事件も少なくない。このとき、わたしたちは、犯人の「人生物語」を知りたがっている。たとえ常識では理解できなくとも、その犯人がこれまでどんな人生を歩んできたのか、そして、いまどのような世界を生きているかがわかれば、そのような行動に及んでしまった理由がすこしは理解できるかもしれないからである。

つまり、わたしたちは、ある事件をひとつの「物語」として理解できたとき、その事件を理解したと感じる。「物語」という形式は、現実にひとつのまとまりを与え、了解可能なものにしてくれる。「物語」は現実を組織化し、混沌とした世界に意味の一貫性を与えてくれるのである。逆にいえば、現実がよく理解できないときというのは、適切な物語が見つからない状態だということができる。物語は現実を組織化する作用をもっている。

科学的説明と物語的説明

こうした理解や説明の仕方は、「物語的理解」または「物語的説明」と呼ばれ、いわゆる「科学的説明」と対比される。それでは、「物語的説明」は「科学的説明」とどう違うのだろうか。たしかに、わたしたちは、「物語的説明」を大切にしているかもしれないが、同時に「科学的説明」も大切にしているのではないだろうか。

「科学的説明」と「物語的説明」の最大の違いは、「一般性」、あるいは「普遍性」をどれだけ求めるかという点にある。「科学的説明」は、もし他の条件が等しければつねにあてはまるような一般的な法則に基づいて事態を説明する。「こういう条件のもとではこういう結果が生ずる」というのが科学的説明の基本形である。

したがって、ある事件が起きたとき、これまでに確認されているさまざまな科学的法則をあてはめて事態を説明しようとする。たとえば、家庭環境にこういう「問題」があると人間はこういう行動をするとか、性格にこんな傾向が生ずる、といった具合である。

そうした説明はもちろん事態の理解を大いに助けてくれる。しかし一方で、なぜ、これほどまでの事件を起こしてしまったのかという説明としては不十分に感じられる場合もある。同じような境遇にあっても事件を起こさないひとが大半なのに、なぜこのひとだけが事件を起こしたのか、という疑問が生じる場合もある。

そんなとき、「物語的説明」が説得力をもつ。それは、さまざまな偶然と必然の積み重ねとして事態を説明してくれる。科学的世界が描き出すのは「必然」の世界である。これに対して、「物語的説明」は「偶然」の要素をふんだんに取り入れることができる。たまたま何かに出会った、それは偶然としかいいようがないのだが、その偶然が次の偶然を呼び（あるいは、次の必然を呼び）、事態は展開していった。そんな説明が可能になる。

ほんの偶然の「出会い」がその後の人生を大きく変えてしまったり、ちょっとした「すれちがい」が後に大きな「すれちがい」に発展したりすることがある。あるいは、ほんの小さな「勘違い」がとてつもなく大きな「誤解」を生むこともある。わたしたちは、事態の進展にはらはらしながら物語の展開を追いかける。そして、「偶然のいたずら」「運命のいたずら」に驚き、嘆き、悲しんだりする。

そういう展開のなかに、物語としての一貫性が見出されたとき、わたしたちは、事態を理解したと感じる。科学的な必然性や一般的な必然性はないが、「たしかにこういう展開がありうる」という感覚、それが、「物語的理解」だといえる。必然の論理だけでは説明できない何かを説明してくれるもの、それが「物語」なのだといえる。

つまり、「物語」は、単独の言葉だけではあらわせない事態のつながりを表現してくれる。すでに述べたように、言葉は単独でも世界の理解の仕方を変えてしまうほどの力をもっているのだが、それが物語の形式をとることによって、より大きな説明力を獲得する。それは次の二つの作用を含んでいる。

ひとつは、時間的認識という作用である。物語はさまざまな出来事を時間軸上に配列し、そのつながりを明らかにしてくれる。「偶然」と「必然」の糸で、さまざまな出来事を織りあわせてくれる。どの出来事が関係のある出来事であり、どの出来事が関係のない出来事なのかを示してくれる。こうして、わたしたちは、時間の経過のなかで出来事を把握し、時間の流れを実感することができる。

もうひとつの作用は空間的認識である。物語はさまざまな出来事をひとつの空間上に配置して、出来事の見取り図を提供してくれる。あるいは、さまざまな登場人物のお互いの位置関係を示してくれる。こうした空間的広がりのなかで、事態を理解することが可能になる。わたしたちの生きる世界の「地図」が手に入るのである。

こうして、物語は、科学的説明では描ききれないような時間的、空間的な広がりをもって世界を描き出す。断片的な言葉や説明を織りあわせて、ひとつのまとまりをもった世界がそこに出現するのである。

物語は現実を制約する

物語は以上のように現実を理解可能なものにしてくれるのだが、物語にはもうひとつ大切な作用がある。それは、すでにできあがった物語が、事態を理解する際に参照され、引用され、わたしたちの現実理解を一定の方向へと導き、制約するということである。これが物語のもつ第二の作用であり、物語の「現実制約作用」と呼ぶことができる。

いままでの説明は、ある不可解な事件や事態が起こったときに、「物語的説明」が「物語的理解」を生むという話であった。このとき、さまざまな出来事や、さまざまな登場人物という材料を組みあわせて、ひとつのまとまった図柄を構成していくというイメージになる。

しかし、わたしたちは、何も頼れるものがないゼロの地点から出発して、物語的理解を進めているわけではない。よく知られている物語や自分のお気に入りの物語をこっそり参照し、それを下敷きにしながら、物語的理解を進めていくことができる。

そうした物語にはさまざまな種類がある。古くからの言い伝えや民話、童話や寓話、有名人の伝記、歴史物語、流行の小説などなど、さまざまな物語が、物語的展開のプロットを提供してくれる。それらを適当にあてはめたり、変形したりしながら、わたしたちは、自分なりの物語的理解を進めることができる。

つまり、既存の物語は、事態を理解する際のモデルとなる。そして、事態が「よくある物語」として説明できて安心することもあるし、ありきたりの物語では満足できずに新たな物語を探し求めることもある。既成の物語で間にあうこともあるし、間にあわないこともある。

物語は、一方で、不可解な現実を組織化し一定のまとまりをもったものとして理解させてくれる。しかし、他方で、すでにできあがった物語、ひとびとによく知られた物語がモデルとして参照されるとき、わたしたちの現実理解は一定の方向付けを受ける。物語は現実理解を助けると同時に制約もする。わたしたちの生きる世界は、多くのできあいの物語とほんの少しの新しい物語によってできている。そんな構図が見えてくる。

4 物語とケア

ケアの始まる場所

世界は物語によって構成されている。だとすれば、ケアの世界もまた例外ではないはずである。しかし一方で、ケアの世界、とりわけ医療の世界は、「科学的説明」に満ちていることもまた事実である。

ケアの世界は例外的な世界なのであろうか。

たしかに、医療の世界は科学的知識と科学的説明を基礎に組み立てられた世界である。しかし、医療の世界、あるいは、個々の医療行為がすべて科学的説明によって成り立っているかといえばそうではない。

たとえば、さきほど述べた「告知」の問題がこれだけ深刻な問題になること自体がそれを示している。科学的説明や科学的論理だけですべてが割り切れるのならば、「告知」についてそれほど悩むことはない。事実は事実として伝えればそれで済むはずである。しかし、現実はそうはいかない。なぜ、そうはいかないのかといえば、患者の生きる現実、患者の人生物語がそれによって大きく変わってしまうからである。

逆に、疾患の生物学的メカニズムをいくら理解しても、それだけでは、患者の生きる世界は変わらないという場合もある。たとえば、アルコール依存症の生物学的メカニズム、肝臓やすい臓に与える影響、神経組織に及ぼす影響をいくら学習しても、お酒を飲みたいという欲求が変わるわけではないし、お酒がやめられるわけではない。むしろ、頭でいくら理解しても行動が変わらない、わかっちゃいるけどやめられない状態を「依存症」と呼ぶのである。科学的説明だけではケアは成り立たない。

このような例は枚挙にいとまがない。痴呆性老人のケアも、精神分裂病者のケアも、末期がん患者のケアも、そして、おそらく、あらゆる慢性疾患のケアが、生物学的メカニズムを理解しただけでは始まらない。あるいは、終らない。むしろ、ケアという行為は、そうした科学的説明が及ばない部分、そこから漏れてしまう部分を視野におさめなければ成り立たない。

もちろん、だからといって、生物学的な理解が無駄だと言いたいわけではない。それがきわめて重要な役割を果たすことはいうまでもない。ただ、生物学的な理解は生物学的なケアをおこなう際の根拠とはなるが、それ以外の部分に関しては根拠とならないという当然のことを言っているにすぎない。

このようにいうと、ひとのこころの動きに関しては、心理学があるではないかと思われるかもしれない。もちろん、心理学も有用な科学的知識や説明を数多く提供してくれる。しかし、再び、さきほどの「告知」の例を考えてみよう。たとえば、いつどのようなかたちで告知するとどのような反応が予想されるか、といった問題に関しては、心理学はたしかに有益な知見を提供してくれるであろう。しかし、そうした知見だけで、「告知」するかどうかを決定することはできない。結局は、患者本人や家族などの決断を待つほかないのである。

つまり、「告知」は、患者と患者をとりまくひとびとがどのような人生を生きようとするのかという問題としてとらえられなければならない。それは、「意味」の世界にかかわっており、ひとつの「物語」として理解するほかない世界である。そして、その後のケアも、こうした物語的理解の延長上になされるほかない。

つまり、ケアという行為は、科学的説明の及ばない場所と深く関係している。その場所とはすなわち、ひとの「人生物語」が見え隠れする場所、「意味」が生起する場所である。「科学的理解」ではなく、「物語的理解」が主役となる場所なのである。

バイオ・サイコ・ソーシャル

ケアの総合性ということで、よく、「バイオ・サイコ・ソーシャル bio-psycho-social」な理解ということが強調される。患者を生物学的にみるだけではなく、心理的、社会的な存在としてトータルに把握すべきであるという意味である。最近では、これに、「スピリチュアル spiritual（＝霊的）」という要素を付け加えて、「バイオ・サイコ・ソーシャル・スピリチュアル」という四点セットで言われることもある。

このこと自体は間違いではないのだろうが、いくつかの注意が必要である。ひとつは、バイオから始まって後ろにいくに従って、いわゆる科学的説明がしにくい領域になっている点である。後ろにいくに従って参照できる知識や法則も当然少なくなる。そうすると、結局のところ、それがもっとも多い領域、つまり、生物学的な知識や判断が優先されることになる。せっかく立派な三点セットや四点セットを掲げても、実質的に一面的な理解になってしまう。

もうひとつ注意すべき点は、これら三つないし四つの側面が相互にどういう関係にあるのかがはっきりしない点である。「バイオ」が基礎にあって、その上に、「サイコ」や「ソーシャル」が乗るような重層的関係にあるのか、あるいは、それぞれが同じ平面上で対等な関係で向き合っているのか、あるいは、もっと複雑な構造なのかがわからない。それがわからないと、結局のところ、「多様な側面に配慮しましょう」という単なるお題目にすぎなくなる。あるいは、もっと意地悪な言い方をすれば、「多様な側面に配慮しています」という単なるいいわけの言葉になってしまう。結果として、生物学的モデルの優位性を補強するだけのことに終わってしまうのである。

これはなにも生物学モデルの優位性を批判したくて言っているのではない。参照したくても参照できる知識が乏しいのだから、責任はむしろ、心理学、社会学の側にある。現場で使える有効な知見を提供してこなかった責任、そして、生物学的プロセスと心理社会的プロセスの関係や違いについて明確にしてこなかった責任が問われる。

それではなぜ、心理学や社会学は、有効な知識をこれまであまり提供できてこなかったのだろうか。それは、皮肉なことに、いわゆる「科学的知識」や「科学的説明」にこだわり続けてきたからだといえる。一般的かつ法則的な理解を追い求めるあまり、ケアという行為、ケアという場面を構成している「物語的特性」を無視してきたからである。あるいは、ケアという行為が科学的な知識や論理が果てるところから始まる行為であることを見誤ってきたからである。科学的説明が有効性を発揮できない地点で、なおも科学的説明を追い求めてきたからである。

臨床の場は、「言葉」「語り」「物語」によって成り立っている。それは、ケアする者とされる者それぞれの「語り」が紡ぎ出される場であり、同時に、それぞれの「物語」が出会う場である。臨床の場は、ナラティヴに満ちている。したがって、ナラティヴこそが主題に据えられなければならない。援助者は、患者というひとりの人生の物語にどうかかわることができるのか、そして、援助者自身、どのようなケアの物語を生きようとするのか、これらが問われなければならない。ケアの理論は、ナラティヴの理論によって基礎づけられなくてはならないのである。

第2章

物語としての自己

1 自己とケア

サイコ・ソーシャル

ケアという現象を考えるとき、避けて通れないのが、「自己」がどのように成り立っているのかという問題である。ケアをするひと、されるひと、それぞれの自己がどのように出会い、どのように変容していくのか、そもそも自己とは一体何なのか、この問題から出発する必要がある。

ここで、「人間とは」と言わずに、「自己とは」という問題の立て方をしていることには重要な意味がある。「人間とは」と言われると、前章で論じたような「バイオ・サイコ・ソーシャル」といったお決まりのイメージが出てきてしまう。しかし、これでは何もわかったことにならない。「バイオ」の側面、つまり、生物学的なケアが重要であることは十分認めたうえで、ここでは、いまだ理論的に曖昧な「サイコ・ソーシャル」という側面について考えてみることにしよう。

その際、「サイコ」と「ソーシャル」に分けて、それぞれ、心理学者と社会学者に任せるような誤りは避けよう。それが誤りであるのは、すでに述べたように、分けてしまうと両者の関係がわからなくなってしまうからである。両者の関係がわからなくなってしまうと、場当たり的に両者を使い分けたり、折衷したりするようなご都合主義になってしまう。そうではなく、バイオロジカルな説明が尽きる地点で、わたしたちはどのような世界を生きているのかを検討しよう。

このようにいうと、「人間的な出会い」とか、「魂のふれあい」といった言葉が浮かんでくるかもしれない。しかし、それは「スピリチュアル」の次元の話であって、いまここで考えたいのはあくまで「サイコ・ソーシャル」の次元である。「バイオロジー」が尽きる地点で、一足飛びに「スピリチュアル」な世界へと飛躍するのではなく、その手前で踏みとどまってみよう。

ケアが自己をつくる

このような視点に立つとき、「自己」(=自分)という概念がひとつの有力な出発点になる。臨床の場面というのは、医療者と患者が出会う場だと思われている。もちろん、そういう役割に徹した出会い方もありうるが、ケアという行為においてはむしろ、二つの「自己」が出会っていると考えることによって新たな視界が開けてくる。

「重い病いをかかえた自分」「障害をかかえた自分」「何もかもがうまくいかなくなってしまった自分」「どうしてもお酒がやめられない自分」「ひとの視線がこわくて外に出られない自分」「あと数か月の命と言われた自分」、そういうさまざまな「自分」が臨床の場に生きている。

そして、そこに、「まだ専門家として未熟で自信のない自分」や「忙しくてバーンアウトしそうな自分」や「毎日同じことの繰り返しに飽き飽きしている自分」や「職場の人間関係に疲れた自分」や「とても元気ではりきっている自分」たちが出会っている。

こうしたさまざまな「自分」が、日々、悩み、苦しみ、悲しんでいる。そして、悩み、苦しみ、悲しんでいる「自分」をなんとかしたいという思いと、それをなんとかしてあげたいという思いが「ケア」という行為を成立させる。したがって、ケアとは「なんとかしたい自分」と「なんとかしてあげたい自分」との共同作業によって成り立つものであるということができる。

ここで、「自分」という言葉を使うことは次のような重要な意味を含んでいる。つまり、ケアがうまくいったとか、いかなかったということが、そのまま、「自分」に影響するということである。ケアという行為を通して、たとえば、「ケアが上手な自分」とか「下手な自分」が発生する。あるいは、「通常のケアでは通用しない自分」とか、「ケアを素直に受け入れられない自分」が発生する。自分が始めたケアという行為、ケアされるという行為が、逆に「自分」をかたちづくり始めるのである。

つまり、「自己」が「ケア」をつくり、「ケア」が「自己」をつくる。「ケア」とは、ある「自己」と他の「自己」とが出会い、それを通して、それぞれの「自己」をつくり上げていく関係としてとらえることができる。

「ケア」は一般に、ある人間が他の人間に対しておこなうひとつの行為として描き出されることが多い。しかし、そのようにとらえると、ケアがそのひと自身から分離可能なひとつの動作、あるいは、技術のように見えてきてしまう。そうすると、ひとつの動作、ひとつの技術としていかに合理的に洗練させていくかという、いわゆる技法論としてのみ論じられてしまう。

技法論がそれ自体重要なことはいうまでもないが、「ケア」は技法論のみには還元できない作用を含んでいる。それが、いままで論じてきた、わたしたちの「自己」をかたちづくるという作用なのである。「自己」という概念は、「ケア」のこのような側面に光を当ててくれる。

2 セルフ・ナラティヴ

ナラティヴとしての自己

それでは、「自己」は、そもそもどのようにして成り立っているのであろうか。この問題について、社会心理学者のガーゲン〔Gergen, 1985, 1992, 1994〕や文化心理学者のブルーナー〔Bruner, 1990〕がきわめて興味深い考え方を示してきた。それを一言でいえば、「自己とはセルフ・ナラティヴ self-narrative である」というものである。

この「セルフ・ナラティヴ」にも当然のことながら、「物語」と「語り」という二つの意味が含まれている。つまり、「自己とは自己物語である」という意味と、「自己とは自己語りである」という意味である。いずれにせよ、自己がまず先にあってそれが自己の物語を語るのではなく、自己についての物語、自己を語る行為そのものが自己をつくっているというのがこの主張の意味である。

まず、「自己とは自己物語である」という主張からみてみよう。たとえば、われわれはときおり、「自分とは何者か、本当の自分とは何か」という問い、いわゆるアイデンティティ問題に直面する。「自分が本当にしたいことがわからない」とか、「自分らしさがうまく表現できない」という場合もある。

このとき、自分のさまざまな属性、たとえば、年齢や性別や出身地や学歴などをいくら列挙してみても十分な答えにはならない。また、自分のさまざまな能力、たとえば、スポーツが得意だとかカラオケが得意だとかをいくらあげてみても十分ではない。それらはたしかに自分の重要な側面には違いないが、あくまで側面にしかすぎない。

わたしのもっともわたしらしい部分を語ろうとするとき、それは、自分が生まれてからいままでどのように生きてきたのかという「自己物語」の形式をとらざるをえなくなるはずである。自分はいままで、何に苦しみ、何に歓んできたのか。何に傷つき、何に感動してきたのか。誰と出会い、誰と別れてきたのか。何を手に入れ、何を失ってきたのか。そうした自分にとってのかけがえのない経験を綴ったひとつの物語、それこそが、ほかならぬわたしらしさを構成するもっとも重要な要素となるはずである。右に述べた自分のさまざまな特徴も、そうした物語のなかに位置づけられてはじめて生き生きとした意味あいを帯びてくる。つまり、「自己は物語の形式で存在する」といえる。

次に、「自己とは自己語りである」という主張についてみてみよう。あらかじめ自己があって自己のことを語るのではなく、自己についての語りがそのつど、自己をつくり直していくという意味である。

わたしたちは、日々、自分を語りながら生きている。自分の過去の失敗談や成功談をひとに話すことがあるし、昨日起こった些細な出来事を話すこともある。あるいは、いまかかえている深刻な悩みや苦しみ、うれしい気持ちや楽しい気持ちを話すこともある。こうした自分についての「語り」が、自分の人生物語の一節として日々書き加えられていく。あるいは逆に、何かを語ることで、すでに存在するきのうまでの人生物語に修正を加えたり変形したりすることもある。つまり、自己は「自己語り」によって更新されていく。自己を語ることは自己物語を改訂し更新していくことなのだといえる。

自己を語る自己

ところで、ふだん、わたしたちは何気なく、自分とはこういう人間であるとか、自分のここが好きだとか嫌いだとか語っている。しかし、それを語っている自己を語ろうとすると、とてつもない困難にぶつかる。自己を語っている自己とは一体誰なのか。これを考えていくと、「語っている自己を語っている自己を語っている自己を……」という無限後退に陥ってしまう。「自己」は永遠に到達できない逃げ水のような存在になってしまう。

もちろん、わたしたちはふだんこのような面倒なことには陥らずに、安心して「自己」を語っている。それでは、何がそれを可能にしているのだろうか。それは、わたしたちが語りながらそのつど自己をつくり直し確認しているからだと考えることができる。あらかじめ、確固たる自己があって、それが何かを語っているのではなく、わたしたちは、語りながら自己を生み出し、変形したり補強したりしながら、自己を確認しているのである。

したがって、最初の問いに戻れば、いま語っている自己は、過去の「自己語り」によってつくられてきた「自己」であると考えることができる。生まれてからいままでの「自己語り」が「自己物語」をつくってきた。そうやってつくられてきた「自己」が、いまあらためて「自己」を語りながら、それに修正を加えたり、いままでどおりであることを確認したり、それを補強したりしている。語ることで確かさを増すもの、それが「自己」なのである。

逆にいえば、「自己」は語られなければ不確かな存在になってしまう。「自己」は以前の「自己語り」

から時間がたつにつれて、しだいにその輪郭をぼやけさせ、不確かさを増していく。そのぼやけた輪郭を描き直す作業が「自己語り」なのだと考えることができる。もちろん、たとえ不確かであってもとくに不都合がなければそれで問題はない。しかし、不確かさがそのひとを苦しめるとき、より確かな自己が必要になる。相対的に不確かな自己から出発して、より確かな自己へと至る作業、それが「自己語り」なのだといえる。

3 臨床の物語／臨床の語り

アルコール依存症者の物語

それでは、臨床の場面で、自己物語と自己語りはどのように関係するのであろうか。自分を語る場面、過去の病歴や家族歴などを語る場面はすべて、このことに深く関係するのだが、この関係がもっとも端的に示されるもののひとつが、アルコール依存症者のセルフヘルプ・グループや病院での集団療法の場面であろう。

ＡＡ［Alcoholics Anonymous］や断酒会などのセルフヘルプ・グループでは、ミーティングや例会の場で、自分の飲酒体験、失敗体験、入院体験、そして、現在の悩みや生活の様子が繰り返し語られる。想像を絶するような凄惨な物語が語られることもあるし、平凡な日常だけが語られることもある。しかし、いずれにせよ、それらはまさしくそのひとの人生物語であり自己物語である。そして、このような自己物語が、彼ら自身の自己をかたちづくっている。

たとえば、「自分は職場での人間関係がうまくいかなくて、ついつい酒に走って、そのうち、勤務中も隠れて酒を飲むようになり、遅刻や欠勤も増えて、結局、会社をクビになり、その後も酒浸りの日々が続き、深夜に泥酔して暴れているところを警察に保護されて、ついに入院しているどうしようもない人間です」という物語が語られたとする。そのとき、そのひとの「自己」は、まさにそのような悲惨な人生をおくってきた「自己」としてそこに存在している。

しかし、その数年後に、同じひとから次のような物語が語られたとする。「わたしは何度も入退院を繰り返しても、酒をやめられなかったけれど、あるとき、セルフヘルプ・グループに通うようになってから、不思議なことに、酒を飲まないでいられるようになった。いつまた飲んでしまうかはわからないけれど、とりあえず一日一日がんばっている」。

このとき、そのひとは、悲惨な人生をおくってきたけれど、なんとかそれを乗り越えようとしているひととしてそこに存在している。数年前、そのひとにとっての自分は、「どうしようもない自分」であった。しかし、いま、「なんとかやっていけるかもしれない自分」に変わっている。

ここで、次のような疑問がわいてくるかもしれない。それはそのひと自身の行動が客観的に変わったからであって、それをどう語るかは二の次の問題ではないかという疑問である。

たしかに、酒を何か月か飲んでいないという意味で行動が客観的に変わってはいる。しかし、もし、それを語る場がなかったら、その行動の意味は定まらない。たまたま、いま飲んでいないだけなのかもしれない。それを、「セルフヘルプ・グループに通うようになってから」と語ることによって、「飲まないでいること」の意味が確定する。「セルフヘルプ・グループ」と「飲まないこと」という二つの出来事がつながり、ひとつの物語として組織化されたのである。

さらに重要なことは、そのように自己を語ったという行為そのものにある。そのひとは、その語りの後、人前で自分のことをそのように語ったひととして存在するようになる。単に数か月間酒をやめているひとであるだけでなく、自分の経験を人前で「語ったひと」「語れるひと」として存在するようになる。語りの内容だけでなく、語りという行為そのものがそのひとの「自己」を、語る前とは違う存在にしてしまうのである。

つまり、自己を語る行為そのものが、そのひとの自己物語の新しい一頁として書き加えられていく。ひとりひそかに酒をやめているのではなく、セルフヘルプ・グループに通いながら自分の人生を語っているひととして、そのひとの自己は存在するようになる。

物語を聞き届ける

このとき、この語りをたしかに聞き届けてくれるひとの存在が大きな役割を果たしていることも重要である。もし、それを聞いてくれるひとがいなければ、その語りは独り言と同じであり、その場限りで消え去ってしまう。たしかに聞いてくれているひとが存在することが、その語りを確かなものにしている。したがって、自己物語は語られなければならない。語られない自己物語はいつか風化して消え去ってしまう。

よく、自己物語論は次のような誤解をされることがある。自己物語が自己をつくるのならば、自己をたくさん語れば語るほど、自己をどんどん変えていけることになってしまう。しかし、単に自分を語ったからといって自分が変われるわけではないというものである。もちろん、それはそのとおりであって、自己物語論はそんな安易な主張をしているわけではない。この誤解には二つの誤りが含まれている。

ひとつは、語りをたしかに聞き届けてくれるひとがいないところでいくら語ってもそれは独り言と変わらないということである。自己物語は聞き取ってくれる誰かに向かって語られなければならない。だから、相手のことをかまわずに、いくら自己を語ってもそれは単にうるさがられるだけのことである。あるいは、単に、「自意識過剰なひと」あるいは「ジコチュウ」というレッテルを貼られるだけのことである。

もうひとつは、自己を語ることはたしかに自己物語を更新することではあるが、それはかならずしも自己物語を変えることを意味しないということである。語れば語るほど、すでにある自己物語を補強し固定化してしまう場合もある。あるいは、それを何度も確認し維持したくて語る場合もある。自己物語はつねに変更される可能性に開かれているのであって、結果としてつねに変更されるわけではない。

4 自己物語の特徴

物語の結末としての現在

「物語としての自己」「語りとしての自己」を考えるうえで、もうひとつ大切なのは、「物語」がもっている作用である。前章で述べたように、物語には二つの作用がある。ひとつは、現実理解に一定のまとまりをもたせてくれる「現実組織化作用」、もうひとつは、現実理解を方向付け制約する「現実制約作用」である。このことは、「自己」という現実にもそのままあてはまる。

これまでに自分が経験したさまざまな出来事、さまざまな思い、それらは語られることによって整理され、関連づけられ、意味付けられる。ある出来事と他の出来事、ある出来事とある思い、ある思いと他の思いが重なりあい、織りあわされるとき、ひとつの物語ができあがる。あるいは、物語の一節ができあがる。こうして、「自己」は一定のまとまりと一貫性をもつものとして存在するようになる。

このとき重要なのは、物語としての一貫性は、「現在」が物語の結末となるように組織化されることで得られるという点である。現在、自分がしていること、現在、自分が置かれた境遇、現在の自分の苦しみや悩み、それらが物語の結末とならざるをえない。逆にいえば、この「現在」を説明するようなかたちで、「過去」が配列される。この「現在」と関係しないような「過去」の出来事は、省略されたり、無視されたりする。そうすることで、物語としての一貫性が保たれるのである。

つまり、自己物語の組織化は、単に、ある出来事と他の出来事、ある経験と他の経験がつなぎ合わされ、関係づけられればよいというものではない。それは、かならず、「現在」を物語の結末とするという条件のもとでおこなわれなければならない。そうでなければ、たとえ、過去の部分的なつながりは描き出せても、「現在」を説明してくれず、したがって、現在の自己を語ったことにならないからである。

このことは、さきほどのアルコール依存症者の話にもあてはまる。入院していた頃は、「いま入院中の自分」という「現在」に連なるものとして、過去の失敗や苦労の経験が整理され語られていたが、その数年後には、「今日まで数か月間も断酒している」という「現在」に連なるものとして過去が語られる。「現在」を結末として、過去の失敗や苦労の経験が取捨選択され整理されたとき、その語りは、そのひとの自己物語として一貫性を獲得するのである。

したがって、「現在」が変わるたびに、物語は書き換えられなければならない。たとえば、このアルコール依存症者が、この話をした数日後にまた飲んでしまったとしよう。そのとき、今度は、「また飲んでしまった自分」という「現在」を「結末」とするような物語として書き換えられなければならなくなる。そのとき、かつてはとても大切なものとして語られたセルフヘルプ・グループへの参加も、ネガティヴな色あいを帯びて語り直されるようになるかもしれない。あるいはこの再度の失敗の「予兆」となるような出来事が思い出され、語られるかもしれない。このように、物語は、「現在」によって書き換えられていくのである。

支配的な物語

物語はいったんできあがると、現実の見え方を方向付け、制約する作用をもっている。このことは自己物語にもあてはまる。わたしたちは、自分で物語をつくり出す存在である一方で、すでにできあがっている物語を生きる存在、物語に制約される存在でもある。

たとえば、明治時代の日本では、「文明開化」のかけ声のもと、近代国家の建設が急務とされた。そうした時代背景のなかで、「立身出世」や「刻苦勉励」といった人生物語が生まれ、ひとびとに浸透していった。こうして、日本の近代化は、「立身出世」や「刻苦勉励」という物語を生きた人々によって支えられ達成されたといえる。同様に、その後の日本の相次ぐ海外侵略は、「神国日本」や「御国のため」という物語によって正当化され、遂行されたともいえる。つまり、われわれの人生は、なんらかの「物語」によって正当化され、鼓舞され、そして、制約されながら展開している。

このとき、「物語」がそれぞれの「語り」に深く影響している。たとえば、「立身出世」という「物語」が、ある個人の人生の根本原理として信奉されるとき、そのひとの人生は、「立身出世」というひとつの定型的で「支配的な物語 dominant story」を下敷きにして組み立てられていくであろう。その筋書きに合わない経験は切り捨てられたり、忘れ去られたりする。その筋書きに合う経験だけが取捨選択され、尊重されて、そのひとの「語り」が紡ぎ出される。

もちろん、いくらがんばっても「立身出世」ができないこともある。切り捨てようにも切り捨てられず、忘れようにも忘れられないつらい出来事が起こることもある。そういうときには、もはや、「立身出世」の物語は成立しない。そのときは、それとは違う物語、たとえば、「挫折の物語」や「悲運の物語」としてそれらは語られるはずである。

つまり、わたしたちは、なんらかの「支配的な物語」に深く影響され、制約されながら、日々の「語り」を生み出している。もちろん、そうした「支配的な物語」に反発し、それをあえて否定するような生き方を選ぶ場合もある。しかし、その場合も、「反・支配的な物語」というかたちで、その「支配的な物語」を下敷きにしているといえる。

われわれは、肯定するにせよ、否定するにせよ、なんらかの「物語」を参照している。あるいは、参照させられている。「支配的な物語」が「語り」を導き、そして、方向付けている。

5 自己を語る言葉

さまざまな自己

さて、以上のような考え方は、常識的な自己のとらえ方とも、通常の心理学における自己概念とも大きく異なっていて、とまどうひとも多いかもしれない。通常、自己というのはもう少し確固とした構造をもっているものとしてイメージされる。それなのに、語り直されるたびに変形されるというのではあまりに頼りないものになってしまうと思われるかもしれない。

しかし、たとえば、誰にも言えなかった秘密を誰かに打ち明けたときのことを考えてみよう。それまでは、どうしても打ち明けられない秘密をもった自分がいたはずである。それが、打ち明けた途端に、秘密をもたない自分に変わっている。同時に、打ち明けられない「情けない自分」が、打ち明けられた「勇気ある自分」に変わっている。つまり、自己を誰かに語ることがそのまま自己を変形していく。

これはなにも深刻な秘密に限った話ではない。今度の試験のことが気がかりでちょっと暗い気分のときに、誰かにそのことを語る。そうすることで、試験のことを気にかけるような自分、つまり、試験などどうでもよいのではなく、「試験を大切にしている自分」がそこに存在するようになる。あるいは逆に、試験ごときで落ち込んでいる「小心者の自分」という方向にいくかもしれない。いずれにせよ、誰かに何かを語ることは、そのひとをなんらかのかたちで表現することにほかならない。つまり、自分を語ることが、そのひとの輪郭をかたちづくっていく。

もちろん、これには相手の反応も大きく影響している。「そう、それは大変だね、がんばってね」と言われれば、「がんばりやの自分」があらわれるかもしれないし、「そんなこと気にして心配性なんだから」と言われれば、「心配性の自分」があらわれるかもしれない。あるいは、相手になんと言われようと気にしない「マイペースの自分」に出会えるかもしれないし、相手の言い方に必死で反論する「気の強い自分」に出会えるかもしれない。自分を語ることとそれに対する相手の語り、さらにそれに対する自分の語り、そうしたやりとりのなかで、「自己」は姿をあらわし、変形され、更新されていくのである。

ほんとうの自分？

それでも、まだ次のような疑問がわいてくるかもしれない。たしかに、そうしたやりとりによって自己の姿が表現されたり変形されたりもするが、それは自分の表面的な部分であって、その奥には確固として変わらない自分の核のようなもの、「ほんとうの自分」がいるのではないかと。

たしかにそのように考えることもできる。というよりも、わたしたちの常識的な人間観からいえば、そのような理解が普通なのかもしれない。しかし、次のような例を考えてみる必要がある。「わたしはやっと「ほんとうの自分」に出会えた気がする」というような自己語りである。このとき、「ほんとうの自分」というのが「ほんとうの自分」である根拠は、実はこの語りのなか以外にはない。「ほんとうの自分」という言い方が「ほんとうの自分」という存在を確からしいものにしているのであって、この言葉を使わなければ、「ほんとうの自分」も「うその自分」も存在しない。

「わたしはやっと「ほんとうの自分」に出会えた気がする」という自己語りは、次のようなことを意味している。「いままで自分はどうも「偽りの自分」を生きているようでつらかったが、やっと「ほんとうだと思える自分」に出会えた」ということである。このとき、この自己語りの全体がそのひとの自己を表現してしまっていることに注意する必要がある。この自己語りをしたひとは、「ほんとうの自分」そのものではなく、「「ほんとうの自分」にやっと出会えた自分」を表現している。

こうして、「ほんとうの自分」という、自分の核と思われる部分さえもが、語りのなかに存在するものであることがわかる。自己をどのように表現するか、そのひとつひとつの言葉づかいが、そのつど、自己の輪郭を刻んでいくのである。したがって、「ほんとうの自分」という言葉を使わないひとにとっては、「ほんとうの自分」は存在しない。「ほんとうの自分」という言葉を使うひとにとっては、「ほんとうの自分」はたしかに存在する。「ほんとうの自分」と「偽りの自分」という二分法それ自体が、自己をそのようなものとしてかたちづくるのである。

さらにいえば、「ほんとうの自分」という言葉が、「ほんとうの自分が見つからない」という不満や不安をつくり出してしまうことにも注意する必要がある。「ほんとうの自分」という言葉がなければ、それにこだわる必要はなく不満も不安も生まれない。「ほんとうの自分探し」という「支配的な物語」に、わたしたちの人生が制約されるとき、そこに不満や不安が生まれるのである。

このように考えてくると、自己を語る際によく使われる言葉や言い回しが、自己の存立にとって実はとても大きな意味をもっていることがわかる。たとえば、星占いや血液型占い、動物占いなどは、そうした自己語りのための語彙を手軽に提供してくれる。あるいは、「アダルト・チルドレン」や「PTSD」といった心理学や精神医学の専門用語もまた、ひとびとの日常会話のなかで使用されるとき、そのような語彙のひとつとして利用される。自分をどのように語るか、どのような言葉を使って語るか、そのこと自体が、自己をかたちづくっていく。

第3章

物語としての病い

1 病いの意味

病いと疾患

これまで、「物語としての自己」について述べてきたが、このとき、「病い」は自己という物語に影響を与えるもの、あるいは、物語を成り立たせるひとつの素材として描かれていた。それでは、「病い」自体は一体どのようなかたちで存在しているのだろうか。これがこの章のテーマである。この問題については、医療人類学がたいへん興味深い視点を提示してきた。それは、「病いの意味」「病いの語り」、そして「病いの経験」に着目するものであり、「病いもまた物語のかたちで存在している」と主張するものである。これらの議論を検討してみることにしよう。

「病いは物語である」という言い方を理解するには、まず、「病い」という言葉を理解する必要がある。ところで、「病い」という表記は見慣れない表記かもしれない。辞書で「やまい」をひくと「病」となっており、「病い」という表記はない。しかし、「病」では「びょう」と読んでしまいがちであり、「病む」という動詞のニュアンスも伝わりにくい。これから紹介する医療人類学者、A・クラインマンの訳書も『病いの語り』と訳されており、ここでもその表記に従うことにしよう。

「病い illness」という言葉は、「疾患 disease」という言葉と対比的に用いられる。「病い」は病気の個人的な意味、個人的な経験をあらわす言葉であり、これに対して、「疾患」は病気の生物学的側面をあらわす言葉である。したがって、生物医学的処置によって治療可能な「急性疾患」は文字どおり「疾患」としての意味あいが強いのに対し、「慢性疾患」はそうした治療が困難な点で「病い」としての意味あいが強くなる。

また、「疾患」はいつの時代でもどこの国でも同じように見出すことができる（はずである）が、「病い」は時代や地域によって異なったかたちで認識されたり意味付けられたりするものとしてとらえられる。「病い」は病気のサイコ・ソーシャルな側面をあらわしている。なおここで、「病気」という言葉は、「病い」と「疾患」の両面を含む包括的な意味で用いることにする。

たとえば、アルコール依存症という病気は、現在は精神医学の教科書に記載され、専門病院や専門外来も整備されているという意味でまぎれもない「疾患」として認知されているが、かつては病気とはみなされず、「不道徳」や「犯罪」とみなされていたし、つい最近まで、あるいは現在もなお、病気ではなく「意志や根性の問題」とみなされることが多かった。つまり、この病気にかかることの個人的社会的意味は時代によって大きく変わってきている。

また、日本におけるハンセン病対策が諸外国と大きく異なり、長い間、患者たちは隔離状態に置かれ、ひとびとに誤ったイメージを植えつけてきたことはよく知られているし、そうした状態を放置してきた責任を政府が認め謝罪したことも記憶に新しい。つまり、「病い」は、時代により地域によって異なるイメージでとらえられ、異なるものとして経験される。

さらに、「病い」は、同じ時代、同じ地域のなかでも、人によって異なるかたちでとらえられることがある。たとえば、がんという病名の与えるイメージは、身近にがんで亡くなったひとがいる人といない人では大きく異なるし、その診断を人生のどの時期に受けるかによっても受けとめ方は大きく異なってくる。

四つの意味

「病い」の意味はこのように、さまざまな要因に影響されながら、個人によって独特の意味付けをされて経験される。「病い」のこのような個人的かつ社会的な意味について、精神科医であり医療人類学者でもあるクラインマン〔Kleinman, 1988〕は、四つの意味を区別している。

第一の意味は、「症状自体の表面的な意味」である。たとえば、「おなかが痛い」という症状は「緊張している」ということを連想させ、「食欲がない」という症状は「心配事がある」ことを連想させる。こうした連想は、多くの文化に共通してみられ、特定の時代や文化を超えたものといわれている。病いにはまず、普遍的で常識的なレベルの意味が付着している。

第二の意味は、「文化的に際だった特徴をもつ意味」である。たとえば、中世の黒死病や数十年前までのハンセン病や結核、そして、現代のがんやエイズなどのように、その時代を特徴づけるような象徴的な意味が付与されている場合である。がんは集団や組織レベルの問題に関しても比喩としてよく使われる。そして、これらの病名を聞いたとき、わたしたちは、他の病気とは異なる独特の社会的反応を呼び起こされる。

第三の意味は、「個人的経験に基づく意味」である。幼少期の体験や、挫折や失敗などの過去の経験が、現在の病気や症状と結びつけられてかたちづくられる意味である。クラインマンは次のように述べる。「ちょうどスポンジのように、病いは、病者の世界から個人的社会的意味を吸収する」。病いは、単なる生物学的な出来事ではなく、人生のさまざまな出来事と結びあわされて、その人にとって独特の意味を帯びるものとして存在するようになる。

第四の意味は、「病いを説明しようとして生ずる意味」である。病者本人をはじめ家族や治療者が、「原因は何か」「なぜ、そのとき発症したのか」「これから先、どうなるのか」といった疑問に対して納得のいく説明を与えようとするなかで構成されていく意味である。医師や看護職、あるいは、家族や友人の何気ない一言が、病いの意味の構成において重要な役割を果たす場合もある。

以上の分類は、病いの意味の複雑な成り立ちを考えるうえでたいへん重要である。第一の意味と第二の意味はともに社会・文化のなかに埋め込まれているが、第三の意味は個人のなかで生み出され、第四の意味は、個人をとりまく社会関係のなかで共同で構成されていくという違いがある。つまり、病いの意味が生じる源泉として、文化、個人、社会関係というすくなくとも三つのレベルを区別できることがわかる。また、第一と第二の意味が「与えられる意味」であるのに対し、第三と第四の意味は「創り出される意味」である。病いの意味は与えられると同時に創り出されるものでもあるといえる。

2 病いのナラティヴ

意味の組織化

それでは、このように重層的で複雑な構造をもつ病いの意味は、どのようにして織りあわされ、ひとつの意味としてのまとまりを得るのだろうか。クラインマンは次のように述べる。

「患者は彼らの病いの経験を、つまり自分自身や重要な他者にとってそれがもつ意味を、個人的なナラティヴとして整理するのである。病いのナラティヴは、その患者が語り、重要な他者が語り直すストーリーであり、患うことに特徴的な出来事やその長期にわたる経過を首尾一貫したものにする」

つまり、語ることによって、病いをめぐるさまざまな出来事や経験や意味が整理され配列されて、ひとつのまとまりをもつようになる。文化的象徴体系、個人的経験、社会関係といったさまざまな源泉を背景にもつ意味が取捨選択されて、ひとつの物語が構成される。そして、このような物語こそが、個々の経験に具体的な輪郭を与える枠組みとなる。わたしたちが経験する「病い」もまた物語のかたちで存在している。

このように、病いの物語は、過去の具体的な経験を「組織化」するわけだが、一方で、「経験を新しく創り出しさえする」。物語としてのかたちができあがると、新しい経験もその物語に沿うかたちで解釈される。さらに、そうした物語が、次の行動や決断や出来事を呼び寄せるような力をもつようになる。「個人的なナラティヴは、単に病いの経験を反映するのではなく、むしろ症状の経験や患うという経験を助長する」のである。

このことは、物語の二つの作用、すなわち、「組織化作用」と「制約作用」として述べたこととそのまま重なっている。物語は、出来事や経験をまとめるのと同時に、その後の出来事や経験の可能性や幅を制約するはたらきをもつ。

たとえば、「何をやってもうまくいかない自分」という思いとなんらかの「病いの経験」が結びあわされるとき、「病気のせいで、何をやってもうまくいかない」という物語ができあがる。そして、まるで、この物語の正しさを証明するかのように、次々と不幸な出来事が呼び寄せられてしまうことがある。「人生の物語」と「病いの物語」が相互にその意味を確かめあい根拠づけあうようなかたちで、ひとつの物語として織りあわされ、その物語をより強固で動かしがたいものにしていくのである。

物語は変えられるか

それでは、なぜ、わたしたちは、そのような悲惨な物語をわざわざ強固なものにしてしまうのだろうか。自分にとってありがたくない物語などさっさと捨てて、なぜ、もっと希望のあるポジティヴな物語につくり変えようとしないのだろうか。

実は、この疑問こそが、本書で論じようとするナラティヴ・アプローチの出発点となる問いであり、ケアとは何かを考えるうえでも重要な手がかりとなる問いでもある。簡単につくり変えられるのであれば、なにもナラティヴなどという概念を持ち出してきて、難しい説明をする必要はない。それがきわめて困難であること、簡単には変更できないからこそ、逆にわたしたちは、「ナラティヴ」という存在の重さに注目せざるをえないのである。

たとえば、わたしたちは次のような経験をすることがある。気持ちが沈んでいるとき、何をやってもうまくいかないことがある一方で、気持ちが前向きなときは、ものごとがよい方よい方へと転がることもある。だから、「要は気の持ちよう」で、物語は変えていけるのではないかと思われるかもしれない。しかし、この考え方は「病いの物語」の強固さを見誤っている。なぜなら、「何をやってもうまくいかないひと」は、「要は気の持ちよう」だと頭ではわかっていても、それが変えられないからこそ困っているからである。

たしかに、その種のアドバイスで楽になれる場合もある。しかし、それではまったく歯が立たない場合も多い。とりわけ、精神科領域で出会うひとびとがそうである。「気の持ちよう」が変えられなくて困っているひとに、「気の持ちよう」を変えなさいということほど無意味なことはない。あるいは、残酷なことはない。それは、結果的に、「気の持ちようを変えられないダメな奴」というレッテルを貼ることにつながる。皮肉なことに、このアドバイスは、「何をやってもうまくいかない」状況を変えるのではなく、それを強化するように作用してしまうのである。

したがって、この種のアドバイスは、単に誤りであるだけでなく有害である。「要は気の持ちよう」という言い方は、それだけをみれば間違いではなく、多くのひとがつい言いたくなる「常識的な」言葉である。あるいは、「善意の」言葉である。しかし、そうした言葉が、実は、「不幸の物語」をより強固なものにしてしまう。「物語」がまるでそれ自身の正しさを証明するかのように、それにふさわしい事態を引き寄せてしまうのである。

何をやってもうまくいかないと思っていると、ほんとうに何をやってもうまくいかなくなることがある。それは確かな事実であろう。しかし、その原因を、「気の持ちよう」に求めても、それはその状態を説明したことにならないし、そのひとを「ケア」したことにもならない。

このとき、「物語」という概念が意味をもってくる。「物語」は、さまざまな出来事を組織化し一貫性をもたせると同時に、わたしたちを制約する。だからこそ、その「物語」は容易に変えられないという性質をもつ。逆にいえば、わたしたちは、「物語」を生きる存在であるからこそ、容易には変更できない安定した「物語」を必要としているのだということもできる。

しかし、だからといって、「物語」は決して変更不可能なわけではない。病いの四つの意味のところでみたように、わたしたちは、すでに文化や社会に埋め込まれている意味に制約される存在であると同時に、個人の内部で、あるいは、ひとびととの交流によって、新しい意味を創造する存在でもある。したがって、物語の変更は困難ではあるが可能である。ここに、「ケア」の新しい可能性を考える際のひとつの糸口が見えてくる。

3 説明モデル

説明モデルとは

このような困難のなかで、クラインマンは、物語の生成や変更に重要な手がかりを与えてくれる概念を提示している。そのひとつが、「説明モデル explanatory model」という概念である。

説明モデルとは、「患者や家族や治療者が、ある特定の病いのエピソードについていだく考え」のことであり、「①病因論、②症状のはじまりとその様態、③病態生理、④病気の経過（病気の重大さと、急性、慢性、不治など）、⑤治療法」などのテーマに関するものである。

説明モデルは以下のような疑問に答えてくれる。「この障害の本質は何か」「なぜ、自分がその病いに冒されてしまったのか」「なぜ、それが今なのか」「どんな経過をたどるのか」「自分のからだにどんな影響を及ぼすのか」「どんな治療をしてほしいと思っているのか」「自分がこの病いと治療についてもっとも恐れているものは何か」などである。

つまり、説明モデルは、病いの四つの意味のすべてに関係しているが、とりわけ第四の意味、「病いを説明しようとして生ずる意味」に深く関係している。医療者も患者も家族もそれぞれが自分なりの説明モデルをもっている。そして，それはしばしば，医療者と患者との間で食い違う。
この食い違いについて，クラインマンは次のような事例を紹介している。

事例 フラワーズ夫人

患者は，高血圧の三九歳の黒人女性で五人の子の母親である。現在，四人の子供と彼女の母親，そして二人の孫と一緒にスラム街に住んでいる。医師との間で次のようなやりとりがなされた。

（前略）

医師：ほかに困ることはありますか？
夫人：よく眠れなくてね，先生。わたしが思うに，そのわけは——
医師：寝つけないんですか？
夫人：そうなんです，それに朝，ほんとうに早く目が醒めてしまってね。エディー・ジョンソン［野口注・夫人の長年の男友達で一年前にけんかで殺された］の夢を見てね。たくさんのことを思い出して泣いてね。本当にひとりぼっちなんでね。わたしはわからないけれど——
医師：何かほかに問題がありますか？　からだの問題のことを聞いているんですけれど。
夫人：いや，疲れた感じはあるけどね。でもそれは何年も続いています。リチャーズ先生，誰かのことで思い悩んだり，その人がいなくなって寂しかったりすると，頭痛が出ると思いませんか？
医師：わかりませんね。筋緊張性頭痛だったらありうることです。でもほかに，めまいとか倦怠感とか疲労とかいったことはなかったんですか？

夫人：言ってるじゃないの！　疲れた感じがときどきあるんですよ。そしてプレッシャーがあると悪くなります。でも、心配なことを先生に尋ねておきたかったんです。心配事がたくさんあってね。全体に元気がなくて、まるでもう、どうにもしようがないようです。今はお金がさしせまった問題ですね。

医師：なるほど、ソーシャルワーカーのマーさんに頼んで、経済的な話をしてもらいましょう。マーさんは助けになってくれますよ。これから、からだの検査をして具合はどうかみてみませんか？

夫人：具合は良くないんですよ。自分でもわかるんです。プレッシャーが多すぎてね。それがわたしの高血圧を悪くしています。自分がほんとうに情けなくなるんです。

医師：まあ、しばらくすれば、具合がどうなのかわかるでしょう。

そして、医師はカルテに次のように記した。

●印象

（1）高血圧、コントロール不十分。

（2）ノンコンプライアンス、これは（1）の一因である。

（3）うっ血性心不全――軽度。

●計画

（1）アルドメットをアプレゾリンに変更。

（2）低塩食を励行させるために栄養士に紹介。

（3）経済的問題のためソーシャルワークの相談。

（4）三日ごとに経過観察、血圧が下がって安定するまで定期的に。

説明モデルとノン・コンプライアンス

この事例を読んでどのような印象をもつであろうか。医者としてごく普通の対応である、あるいは、正確な対応であるという印象をもったひともいるだろうし、患者の重要な訴えがとりあげられていないと思ったひともいるだろう。クラインマンはこれについて次のように述べている。

「記載された記録に姿をあらわす症例と、聞き取りのなかでしゃべっていた病気の女性とはまったく別人のように思われる」。彼女は、「高血圧と、医学的管理へのノン・コンプライアンスと、心不全の初期徴候と、薬物療法とに還元されている」。

この事例から、医療者と患者の説明モデルの違いについて、次のような重要な点を読み取ることができる。

第一に、クラインマンの右の言葉が示すとおり、医療者が生物医学という「説明モデル」をかたくなに守ろうとする姿勢である。患者の心理的な悩みや生活上の悩みにはほとんど反応せずに、ひたすら、「からだの問題」についてのみ聞き取り、その線でのみ対処しようとしている。

第二に、患者が「プレッシャーが多すぎて高血圧を悪くしている」という独特の説明モデルをもっている点である。ここで、「プレッシャー」というのは、日本語の「プレッシャー」と同じく社会的心理的な重圧を指しているが、クラインマンによれば、下層のアメリカ黒人の間では、それが血圧（ブラッド・プレッシャー blood pressure）と密接に関係づけられており、高血圧の「直接の原因」として理解されている。そして、そのことが、食事の塩分を控えることを無視するような「ノン・コンプライアンス」を生み出しているのである。

第三に、医師が経済的な問題にも配慮しているが、それはソーシャルワーカーの仕事と割り切っている点である。患者からすれば、社会的心理的プレッシャーとからだの症状とは前述のように切り離せない関係にあるのだが、医師はあくまでそれは生物医学とは別個の問題とみなしている。「バイオ」と「サイコ・ソーシャル」は異なる問題であって、関係するものではないという「説明モデル」をこの医師は当然の前提としている。それは専門家によって分業されて当然であると考えていることになる。

この最後の問題に関しては、わたしたち日本の医療にもあてはまる点が多い。心理社会的側面については、配慮はするが、あくまで副次的、補足的であって、しかも別の専門家による分業が効率的かつ効果的であるという了解が、わたしたちのなかでも自明の前提となっているように思われる。しかし、この事例が示すように、そうした前提自体が理解しがたいという患者もいる。そのような患者にとって、医療者の言葉は問題の本質を外したものにすぎず、決してこころに届くものとはなりえない。

専門家の「説明モデル」は、医療の制度と絡みあい、裏付けられながらそのリアリティを保っている。一方、ある種の文化のなかにいる人にとっては、その文化や長年の慣習が独特の説明モデルを同じくリアルなものにしている。そして、そのズレを、専門家の側はただ「ノン・コンプライアンス」と呼ぶのである。

このように考えると、「ノン・コンプライアンス」という事態は、「説明モデル」という概念とセットで考えるとき、たいへん重要な意味をもつことがわかる。それは単に、「医学的知識の欠如」や「理解力の低さ」や「迷信へのとらわれ」や「わがまま」をあらわしているわけではない。それは、患者が医療者とは異なる「説明モデル」を生きているということを意味している。それを単なる「ノン・コンプライアンス」としてかたづけてしまうことは、医療者と患者の「説明モデル」の違いに気づき、その違いから出発するケアをおこなうチャンスをみすみす見逃すことを意味するのである。

もちろん、この説明モデルを変更するのは当然のことながら容易ではない。それは、文化や慣習、そして、「エディー・ジョンソンの夢」のような人生上の重要な出来事や経験と分かちがたく結びついている。「病いの物語」は「説明モデル」という強靱な糸によって織りあわされているのである。そして、このことを無視するとき、医療者の物語と患者の物語はただすれ違うだけに終わる。

4 モラル・ウィットネス

三つのステップ

それでは、このような強固な「病いの物語」を前にして、医療者あるいは援助者は一体何ができるのだろうか。医療者の説明モデルと患者の説明モデルが食い違うとき、一体どうすればよいのだろうか。

まずは、普通、わたしたちはこの問題にどう対処しているのかを考えてみよう。

第一に考えられるのは、さきほどの事例の医師のように、専門家の側の説明モデルをあくまで維持し、それに従わないものは「ノン・コンプライアンス」としてかたづけるやり方である。

第二のやり方は、これとは逆に、患者の説明モデルをあくまで基本にして、そのモデルのなかで問題を考え対処法を探るようなやり方である。これは、親しい友人関係などでは起こりうることではあるが、専門家がこれを文字どおり実行しようとすると、専門的なアドバイスができず、何のための専門家なのかという大きなジレンマに陥ることになる。

第三のやり方は、第一と第二の折衷案である。専門家としての説明モデルを大切にしながら、なおかつ、患者の説明モデルにできるだけ接近し、お互いに歩み寄れるところは歩み寄って妥協点を見つけていくという方法である。ただし、この場合、妥協点が見つかるかどうかはケースにもよるし、結局、お互いに不満の残る中途半端な結果に終わる可能性もある。

いずれのやり方も問題をかかえている。しかし、他にもっとよい方法がなければ、現実の臨床場面では、この三つのいずれかの方法をとらざるをえないのもまた事実であろう。ここで、クラインマンはこのいずれとも異なる独自の方法を提示する。それは、次のようなステップからなっている。

第一のステップは、医療者が患者（および家族）の説明モデルを引き出すことである。それは次のような質問によっておこなわれる。「どこが悪いと思われますか？　その原因は何でしょうか？　わたしにどんなことをしてほしいとお望みですか？」。さらに、「この病いは（あるいは治療は）あなたの生活におもにどんな仕方で影響を与えてきましたか？　この病いで（あるいは治療で）いちばんこわいと思うのはどんなことですか？」と付け加えることができる。こうして、患者の説明モデルが引き出され、患者の生きる世界がすこしずつ見えてくる。

第二のステップは、治療者の説明モデルを提示することである。このとき、当然、相手にわかるように「翻訳」して伝えるという技術が要求される。相手の理解力不足のせいにしてしまったら、このステップは成り立たない。もちろん、「ノン・コンプライアンス」という言葉も意味をなさない。

第三のステップが、「取り決め negotiation（＝交渉）」と呼ばれるものである。ここで医療者は、患者の説明モデルと自分の説明モデルの比較を念入りにおこなう。自分のモデルを伝えるだけでなく、それに対する批判も積極的に聞き出そうとする。そして、「自分の不確かさや理解の限界」も相手に見せながら、妥協案を探っていく。

倫理的に立ち会う

以上のようなやり方はたいへん時間のかかる面倒な作業であるし、さきほど述べた第三のやり方（折衷案）とどこが違うのかと思われるかもしれない。しかし、このやり方は次の点で単なる折衷案とは異なっている。

ひとつは、相手の説明モデルへの敬意に満ちている点である。単に、お互いに歩み寄れる点を探し、妥協点を探すわけではない。もうひとつは、妥協点を探すことが目標なのではない点である。相手の説明モデルをより深く理解するのと同時に、自分の説明モデルを（その限界を含めて）より深く理解することが目標なのであって、妥協点はその結果ついてくるものにすぎない。それぞれの説明モデルに対するお互いの敬意が結果としてなんらかの妥協点を生み出すのである。

このような視点に立つとき、ケアの新しい方向性の手がかりが見えてくる。それは、相手の生きる物語、生きる世界についての敬意から出発し、その世界に立ち会い、その世界をたしかに見届けるという姿勢である。それは、単に、生物学や心理学、社会学に還元することのできない、倫理的な（moral）立場を意味している。

クラインマンは慢性疾患のケアの方法について次のように述べる。

「精神療法は、深い道徳的な関係を中心にしている。治療者は、患うという領域において患者とともに存在しようとする。一方、患者は、自分の生活世界を、彼らの共同の探求に向けて積極的に開くのである。治療者は、倫理的に立ち会う「倫理的証人 moral witness」になるが、裁いたり、操作したりするわけではない。患者は能動的に作業をするのであってただ受け取るだけではない。双方がその経験から学び、それによって変化するのである」

「ケア」という行為は、決して一方的なものでなく、双方向的なものであるということがよく言われる。それは多くの場合、結果論として語られる。結果として、学ぶことが多かったとか、ケアする側が実はケアされていたという意味である。しかし、ここで主張されているのはそうした結果論ではない。はじめの出会いから、それぞれの説明モデルに敬意を払って、お互いの生きる世界をたしかに見届ける「証人あるいは目撃者 witness」となることであり、共同作業としての、共同作業でしかありえない「ケア」のかたちである。それは、自分の説明モデルのなかでのみ考え、かかわるような姿勢と対極をなすものといえる。

このような関係性のなかで、強固で変えようがなく思えていたそれぞれの「物語」が変化し始める。変えようと思っても変えられなかった物語が、変えようという気持ちを捨てたところで変わり始めるのである。

第4章

外在化とオルタナティブ・ストーリー

1 内在化と外在化

家族療法の領域では、九〇年代以降、大きな変化が起こってきた。ナラティヴ・セラピー、あるいは、ナラティヴ・アプローチと呼ばれる動きである。それまで、「家族療法といえばシステム論」というのが常識だった。家族をひとつのシステムとしてとらえ、病気や症状の原因を個人に求めるのではなく、家族システムの産物としてとらえるという立場である。しかし、九〇年代以降、こうした「システムズ・アプローチ」にかわって、「ナラティヴ」をキーワードとする新しい実践がさかんになってきた。

これらのなかにはいくつかの特色ある実践が含まれているが、いずれも、社会構成主義の視点に立ち、「言語」「語り」「物語」「対話」を重視する点で共通している。なかでも、「ナラティヴ」という言葉を前面に出して、この言葉への注目を一挙に高めたのが、オーストラリアの臨床家、M・ホワイトとニュージーランドの臨床家、D・エプストンである。

原因の内在化と外在化

彼らはいくつかのユニークなアイデアを提示して新しい実践を組み立てていったが、そうしたアイデアのなかで最初のキーワードとなるのが「外在化」である。「外在化」とは、文字どおり何かを外部に位置付けるということであり、その反対は「内在化」である。まずは、内在化と外在化の違いについてみてみよう。

前章で述べたように、わたしたちは、「病いの原因」についてなんらかの説明モデルをもっているが、「内在化と外在化」はそうした説明モデルの二つのタイプと考えるとわかりやすい。

たとえば、「こんな病いになったのは、自分のせいだ」という説明モデルは、自分の内部に原因を求めているという点で「原因の内在化」である。一方、「こんな病いになったのは、あいつのせいだ」と考えれば、病いの原因を自分の外部に求めているという点で「原因の外在化」の一例である。

「自分のせいか、自分以外のせいか」というのが基準となるわけだが、それはさらに、さまざまなバリエーションを含む。たとえば、「自分のせい」は「自分の性格のせい」であったり、「自分の体質のせい」であったり、「自分の容姿のせい」であったりする。また、「自分以外のせい」は、「親のせい」であったり、「学校のせい」であったり、「社会のせい」であったり、「資本主義のせい」であったりする。こちらは、自分以外のあらゆるものを含むのでそのバリエーションは限りなく大きくなる。

それでは、原因の内在化と外在化は、病いのその後の展開にどのような違いを生むのであろうか。結論からいえば、内在化は、結局のところ自分が悪いということになるから、なんらかの仕方で自分を変える以外に手はない。一方、外在化は、外部が悪いのだから、外部に変わってもらう、あるいは、外部を変えていくという方向に行かざるをえない。もちろん、どちらも簡単に変えられるわけではないので、長い時間をかけて変えていくか、あるいは、変えるのをあきらめるかということになる。

このとき、内在化のほうがそのひとを苦しめる。なぜなら、自分で自分を変えるためには、いままでの自分を否定し、自分を蔑んだり憎んだりしなければならないからである。いままでの自分をそのまま認めることができず、変えるべきものとして認識しなくてはならない。そして、なかなか変われないとき、今度は、自分をうまく変えられない自分が情けなく思えてくる。いずれにせよ、自分が変われない限り、この苦しみから脱出することはできない。原因の内在化という説明モデルはこのような特徴をもっている。

一方、原因の外在化は、他人のせいにしたり、社会のせいにしたりできる点で、とりあえず自分を苦しめないで済む面もあるが、他人や社会がすぐに変わってくれるわけではないので、結局、問題は解決しないままになりがちである。あるいは、「なんでも他人のせいにする奴」というレッテルを貼られて、結局、「悪いのは自分のせい」ということにもなりかねない。

つまり、原因の内在化も外在化も、かならずしも問題の解決へ導いてくれるわけではない。しかし、ある種の外在化は、問題解決の有力な出発点となる。そのことを明らかにしたのが、ホワイトとエプストン［White, M. & Epston, 1990］である。

2 「問題」の外在化

ここで、ホワイトたちは「問題」を外在化するという方法を思いつく。「問題の原因」ではなく、「問題そのもの」を外在化するのである。まずは、ホワイトの有名な事例、「スニーキー・プー」をみてみることにしよう。

事例 スニーキー・プー（その1）

ニックは六歳の男の子、「遺糞症」と診断され、それまで何人ものセラピストが治療を試みたが、すべてうまくいかなかった。「事故」や「事件」のない日はほとんどなく、たいてい、下着に「めいっぱいの作品」が残っていた。さらにニックは、それで壁に筋をつけたり、戸棚やたんすの引出しの中にしまいこんだり、食卓のテーブルの裏に塗りたくったりして遊んでいた。

そこでホワイトは、まず、ここで起きている「問題」に「スニーキー・プー Sneaky Poo（ずるがしこいプー）」というあだ名をつけて、この「問題」が、ニックや家族にどのような影響をもたらしているかを質問し、それを明らかにしていった。

❶プーは、ニックを他の子供たちから引き離して、学校での勉強に影響を与え、彼の人生を台なしにして、彼が本当はどんなひとなのかをわからなくしていた。

❷プーは、母親の人間としての能力とよい親となるための能力について疑問を抱かせ、彼女を惨めにさせ、容赦なく打ちのめした。

❸プーは、父親を相当まごつかせていた。この決まり悪さのせいで、彼は友達や親族と疎遠になり、惨めな秘密を隠しながらつきあわざるをえなくなった。

❹プーは、家族のすべてに影響していた。プーのせいで、ニックと両親の間に溝ができ、また、両親の話題の中心はいつもプーのことで占められ、二人が互いに相手に注意を向けることは困難だった。

以上がセラピーの前半部分である。この後の展開に入る前に、ここでおこなわれたことの意味を整理しておこう。

「問題」と「影響」を分離する

第一に、「問題」に「スニーキー・プー」というあだ名がつけられたことである。それまで、「問題」は、何が問題で誰に責任があるのかがよくわからない状態で続いていた。「問題」は、ニックのなかにあるようでもあり、両親たちのなかにあるようでもあった。それが、ニックと両親から切り離された。つまり、「問題」が「外在化」されたのである。

第二に、その「問題」がニックや両親にどのような影響を与えてきたかが質問され明らかにされた。これを明らかにすることで、「外在化」はより確かな文脈を獲得した。単に、「問題」がニックや両親とは別に存在するだけでなく、それがニックや両親に対して影響を与えるものであることが明確になったわけである。

第三に、ニック、父親、母親に対して、それぞれ別の影響を与えていることが明らかになった。こうして、「問題」の影響はひとつではなく、複数であることが明らかとなった。

以上の手順は、「影響相対化質問法」と呼ばれ、「問題から彼らの人生と人間関係を引き離す仕事」であるとホワイトは述べている。「他人のせい」や「社会のせい」というように「問題の原因」を外在化するのではなく、「問題そのもの」を外在化する。これが、ホワイトとエプストンの独創的なアイデアである。「問題の原因」をいくら外在化しても、それだけでは問題はなかなか解決しない。原因を詮索するのではなく、「問題そのもの」をまず切り離してみること、そこから、新たな道筋が見えてくる。

通常、「問題」「問題の原因」「問題の影響」はごちゃ混ぜのまま区別しがたいかたちでわたしたちの生活のなかに埋め込まれている。もちろん、それらを分離して考えられるときもあるが、それは決して長続きせず、次々に起こる「問題」に翻弄されて、すぐにごちゃ混ぜになり、迷路のような深い悩みにはまってしまうことが多い。まずは、そこを整理してみるのである。

3 ユニークな結果

ひとと問題の関係

さて、以上のようなかたちで「問題の外在化」が完了したわけだが、これだけでは「問題」への対策は出てこない。「問題」がどのような影響を及ぼしているかはわかったが、それはもはやどうしようもないレベルに達しているようにも見える。ではどうすればよいか。

ここで、ホワイトは、次のステップに進む。「問題の存続に関する彼ら自身の影響」を探るのである。「問題」はニックや両親にさまざまな影響を及ぼし、彼らは「問題」に振り回されてきた。しかし、すべてが「問題」のせいかというとそうではない。「問題」が傍若無人にふるまうのを彼ら自身が許してきた面、あるいは、それを手助けしてきた面もある。つまり、彼らは「問題の存続」にこれまでどのように協力してきたかを明らかにする必要がある。

このとき、同時に、「問題の存続」に立ち向かった経験、「問題」を無視した経験、あるいは、なぜか「問題」に振り回されずに済んだ経験、つまり、「ユニークな結果」も浮かび上がってくる。たしかに、たいていの場合、「問題」に振り回されてきたわけだが、一〇〇％支配されてきたわけではない。そうした例外がたしかに存在する。そういう例外を拾い集め、なぜ、そういうことが起こったのか、そうした「ユニークな結果」は一体何を意味しているのかを考えてみること、それが次のステップとなる。

事例 スニーキー・プー（その2）

問題の存続に対する家族の影響をマッピングすることにより次のことが明らかとなった。

❶ニックは、プーの思いのままにならなかったことが何回かあることを思い出した。「どこかにしまいこんだり」「筋をつけたり」「塗り付けたり」に協力することもあったがその回数は減ってきていた。

❷母親は、プーのおかげで惨めな思いをしていたが、それに抵抗してステレオをつけたことがあった。そのとき、親として、人としての能力に疑問を抱かずに済んでいた。

❸父親は、プーに抵抗した経験を思い出すことができなかったが、プーの要求を拒むというアイデアに興味をもち、この「惨めな秘密」を同僚に打ち明けるつもりだと言った。

❹プーが家族関係に及ぼす影響を明らかにするのは難しかったが、父親も母親もお互いの関係を放り出

さずに努力をつづけてきたこと、ニックも、両親との間の愛情がすべてダメになったとは思っていないことが明らかとなった。

以上のような「ユニークな結果」が明らかにされた後、ホワイトは、次のような質問をした。「問題に対抗するため、いままでどんなふうに対処してきたのか？」「どんな個人的、関係的特徴が、対抗するのに役立ったのか？」「このユニークな結果の存在を知ったことで、将来どんな点が変わるだろうか？」といった質問である。

これらの質問に答えて、ニックは、「もうプーには二度とだまされないこと、友達にならないこと」を決心した。母親は「プーに惨めな思いをさせられるのを拒否すること」、父親は「プーとのトラブルを同僚に語ること」を考えるようになった。

この二週間後、ホワイトは家族と再会した。その間、ニックは、たった一度の小さな失敗をしでかしただけだった。ニックは、自分がいかにしてプーの罠から逃れたかを語り、人生は二度と奴の手には落ちないこと、自分が輝きだしていることを信じていた。

ひとが「問題」に影響する

こうして、めでたく「問題」は解消の方向へと向かったわけだが、この事例は多くのことをわたしたちに教えている。

第一に重要な点は、「問題」を外在化することは、「問題」のひとびとへの影響だけでなく、ひとびとの「問題」への影響を考えることを可能にしてくれる点である。「問題」を存続させ、それに力を与えているのは実はそれをとりまくひとびとなのだという視点がここに生まれる。ひとびとがその「問題」にうまく対処できない、対抗できないという事実が「問題」をより深刻で手ごわい敵に仕立てている。皮肉なことに、人々のふるまいが「問題」をより「問題」らしくさせているのである。

ホワイトは次のように述べている。「問題とその影響は依存関係にある。問題の存続はその影響に依存している。つまり、これらの影響が問題の存続のための必要条件なのである」。

ややわかりにくい表現かもしれないが、ようするに右で述べたことと同じである。「問題の影響」とは「問題のひとびとへの影響」であり、「その影響にうまく対処できないこと」が「問題」を「問題」たらしめているのである。

ところで、こうしたプロセスは、「物語としての自己」「物語としての病い」のところですでに論じたプロセスとよく似ている。「ある種の不幸の物語が、まるで自らの正しさを証明するかのように、不幸な出来事を次々に引き寄せてしまう」というプロセスである。「うまく対処できない自分、うまく対抗できない自分」がしだいにふくらんでいき、ほんとうに何もかもがうまくいかなくなっていくという話である。つまり、「問題への対処の失敗」が「問題」をより強固なものにしていく。

このとき、「内在化する言説」はこの悪循環を遮断するのではなくそれを加速する。たとえば、前に述べた「要は気の持ちよう」といった言説がその例である。こうした言説によって、「気の持ちようだとわかっていながらそれを変えられない惨めな自分」が再生産されていく。

第二に重要な点は、こうした悪循環を断ち切る手がかりが「ユニークな結果」にあるという点である。「問題」はたしかに生活のすべてに猛威をふるい支配しているかのように見える。しかし、あらためて振り返ってみれば、かならず「例外」が見つかる。しかし、「問題」に振り回されているとき、そうした「例外」は見えてこない。あるいは、たとえ見えても文字どおり「例外」にしか見えない。

それを、単なる「例外」でなく見せてくれるのが、「ひとびとの問題への影響」という視点である。「ひとびと」と「問題」を切り離すことは、それを対等な存在としてとらえる視点をもたらす。一方的に支配される関係でなく、相互に影響を与えあう関係としてである。このとき、「ユニークな結果」は、「ひとびと」と「問題」のひとつの関係のあり方として見えてくる。単なる「例外」ではなく、文字どおり「ユニークな結果」として見えてくるのである。

したがって、それは、ひとと問題との新しい「関係」のモデルとなる。新しい「関係」をつくり出すエネルギーにもなる。単なる「例外」であれば、それは大勢に影響しない。「例外」ではなく、「ユニークな結果」と呼ぶことにはこのような重要な意味が含まれている。

4 ドミナント・ストーリーとオルタナティブ・ストーリー

ドミナント・ストーリー

それではなぜ、わたしたちはふだん、このように「問題の外在化」をおこなわないのだろうか。なぜ、すぐに問題を内在化したり、あるいは、問題の「原因」を外在化したりして、悩みを深くしてしまうのだろうか。なぜ、「ユニークな結果」の存在に気づかず、たとえ気づいてもそれを無視してしまうのであろうか。

これらの疑問を解く鍵を握っているのが、「ドミナント・ストーリー dominant story」という概念である。実は、この言葉はすでに、第2章の「自己物語の特徴」のところで、「支配的な物語」という言葉で説明している（四六ページ参照）。わたしたちの人生を制約する物語、人生の下敷きとなるような物語という意味である。もちろん、ここでもこの意味はそのままあてはまるのだが、これとはすこし異なる側面にも光が当てられる。

ホワイトは次のように述べる。

「ひとびとが治療を求めてやってくるほどの問題を経験するのは、彼らが自分たちの経験を綴った物語や他人に綴られた物語が、彼らの「生きられた経験」を十分にあらわしていないときであり、そのような状況では、これらのドミナントな（支配的な）物語と矛盾する彼らの「生きられた経験」の重要な側面が存在するであろう」

ややわかりにくい表現かもしれないが、ようするに、自分自身が語るドミナント・ストーリー、あるいは、他人によって語られるドミナント・ストーリーは、そのストーリーにうまくおさまらない「生きられた経験」を排除したり無視したりするということである。逆にいえば、ドミナント・ストーリーは、いくつかの「生きられた経験」を無視することによって成り立っている。そして、このドミナント・ストーリーの外側に汲み残された「生きられた経験」こそが、「ユニークな結果」にほかならない。

つまり、第2章ではもっぱら、人生を制約するという「機能」に焦点をあてて「支配的な物語」を説明したが、ここでは、それが、「ユニークな結果」とつねにセットになっているという「構造」に焦点があてられる。しかも、その「ユニークな結果」は通常は無視されており、無視されることでドミナント・ストーリーを成り立たせている。したがって、「ユニークな結果」に注意を向けその存在に光を当てることができれば、ドミナント・ストーリーはもはやドミナントのままではいられなくなる。「ユニークな結果」はドミナント・ストーリーを破壊する突破口となるのである。

とはいえ、ただ単に、「ユニークな結果」に注意を向けたり、その存在に気づくだけでは不十分である。それだけでは単なる「例外」としてすぐに忘れ去られてしまう。ここで、セラピストが重要な役割を果たす。その「ユニークな結果」を家族やセラピストが共有するのである。ひとりのこころの中の出来事は、独り言と同じで、いつのまにか消え去ってしまう。それを、家族もセラピストも知っている共通の出来事、「社会的な出来事」にするのである。こうすることで、「ユニークな結果」は無視することのできない存在感を獲得する。

オルタナティブ・ストーリー

こうして、ドミナント・ストーリーのドミナントさが揺らぎ始めるとき、これとは別の新しいストーリー、オルタナティブ・ストーリーが生まれる準備が整ったことになる。それは、たとえば、「自分がいかにしてプーの罠から逃れたかを語り、人生は二度と奴の手には落ちない」という新たな物語のかたちをとる。「問題に振り回されて途方にくれる物語」から、「問題の罠を見破り、それと戦う物語」へ、「問題に振り回されるだけの情けない自分」から「問題と正面から戦う勇気ある自分」へと物語は変わるのである。

このとき、もうひとつ大切なのは、こうして新たに生まれてきたオルタナティブ・ストーリーもまた誰かに語られなければならないという点である。それをたしかに聞き取るひとびとの存在がその新しい物語をより確かなものにする。さきほどの「ユニークな結果」と同様、オルタナティブ・ストーリーもまた、他人と共有されることによってはじめて、確かな社会的現実となるのである。

ホワイトとエプストンはこれをより確かなものにするため、単に聞き取るだけでなく、さまざまな工夫をする。手紙を使って、それを文章化し、保存できるようにしたり、各種の「認定書」を発行して、何が変化したのかを形に残すといった工夫である。この方法は、「物語的手段 narrative means」、あるいは、「文書的手段 literary means」と呼ばれ、彼らの著書の題名 *Narrative Means to Therapeutic Ends* にもなっている。ニックには次頁のような「認定書」が送られた。

スニーキー・プーの支配を
はねつけることについての認定書

この認定書は、スニーキー・プーの支配から人生を取り戻した功により、ニックに授与される。いまやスニーキー・プーはニックの支配下にあり、彼はプーを元の場所に封じ込めておけるのである。

スニーキー・プーはニックの人生をめちゃくちゃにしており、頼んでもいないのに待ち伏せしては、しばしば彼をつらい目に合わせた。スニーキー・プーは自分がニックの遊び相手だと信じ込ませるべく、罠を仕掛けた。

いまやニックの人生は秩序を与えられ、スニーキー・プーは彼をつらい目にあわせることもできず、彼を騙すこともできない。どうやってニックがスニーキー・プーの支配から自分の人生を取り戻したのか知りたい者は、彼に質問することができる。

おめでとう、ニック！

1989年　月　日　授与

サイン：マイケル・ホワイト

5 テクスト・アナロジー

違和感の理由

さて、以上のような文字どおりユニークな実践にふれて、とまどうひとも多いかもしれない。理屈ではたしかにそのとおりかもしれないが、そんなにうまくゆくものだろうか。「ユニークな結果」が見つかればオルタナティブ・ストーリーが見えてくるのだろうか。あるいは、最後の「認定書」はちょっと芝居がかっていて違和感がある等々、いろいろな疑問がわいてきそうである。

実際にできるかできないかということで言えば、ホワイトとエプストンにはできたとしか言いようがない。できるかできないかの問題はさておき、ここでは、これらの実践や理論についてわたしたちがもつ違和感の理由を探ってみることにしよう。

おそらく、最初の（そして最大の）違和感は、「問題の外在化」というところにある。なぜ違和感をもつかといえば、通常、わたしたちはこのような思考法をとったことがないからである。

通常、わたしたちは、「何もかもうまくゆかない状況」に直面したとき、「原因探し」を始める。「自分が悪いのか、相手が悪いのか、社会が悪いのか」といった具合である。そして、直せるところがあれば直すし、直せなければ仕方なくほおっておく。このように、原因を内在化したり外在化したりはするが、問題自体を内在化したり外在化したりはしない。なぜしないのかといえば、「問題」はすでに自明であって、あらためてそれを詮索したり説明したりする必要を感じないからである。「うまくゆかない状況」それ自体が「問題」であると信じているからである。

しかし、あらためて、「問題は何か」と考えてみる。「問題の原因」でも「問題の影響」でもなく、「問題」それ自体について考えてみる。すると、実はそのようなことを考えたことがないことに気づく。いつも、「問題」と「問題の原因」と「問題の影響」は一緒くたになっていたことに気づく。ここで、あらためてそれを分けて考えてみると、「問題」は、「ニックのウンチがトイレ以外の場所に存在すること」なのである。そして、その結果、さまざまな「影響」が本人にも家族にも生じている。

ここで、「問題」と「影響」が分離された。それでは「原因」はどうなったかというと、「原因」は問わないのである。なぜ問わないのかといえば、これまでさんざん「原因探し」をしてきて、事態は一向に改善しなかったからである。逆に言えば、「原因探し」をすることが、「問題の存続」に手を貸してきたといえるからである。

おそらく、ここに違和感の最大の理由がある。わたしたちは通常、「原因を解明し、それを除去したり改善したりすることで問題を解決できる」という信念あるいは世界観をもっている。多くの問題が実際にそうやって解決されてきたし、それ以上に有効な方法は思いつかない。したがって、それは疑うべくもない「真理」であり、それが揺らぐようなことがあってはならないと思っている。そうした思いが違和感をかきたてる。

テクストとしての人生

　こうした世界観は、「機械モデル」、あるいは「有機体モデル」と呼ぶことができる。機械は、故障の原因を特定し部品を交換したり修理したりすればふたたび動き出す。生物有機体も病気の原因が特定できてそれを除去したり治療したりできれば回復する。したがって、問題解決の第一歩は原因の特定にあるというのは、たしかに「真理」である。しかし、それはあくまで、機械や有機体についての「真理」であって、ひとの人生の問題や人間同士が織りなす関係にそのままあてはまる保証はない。もちろん、そうしたやり方で解決できる問題もたくさんあるだろう。しかし、「原因探し」では一向に埒があかず、むしろ余計に問題をこじらせる例があることもまた事実なのである。

　したがって、わたしたちは、新しいモデルを探さなければならない。「機械モデル」でも「有機体モデル」でもないモデルである。ホワイトとエプストンは、それを「テクスト・アナロジー」と呼んでいる。「アナロジー」とは「類推」という意味で、あるモデルを別の何かに当てはめるという意味なので、「テクスト・モデル」と言い換えてもかまわない。

　それでは、「テクスト」とは何か。「テクスト」とはもともと「本文」とか「原典」という意味であり、ひとがそこから何かを読み取ろうとするときの基本的な素材となるものを意味する。したがって、テクストをどう読みどう解釈するかは、読み手の側の関心や問題意識によって異なってくる。逆にいえば、テクストはつねに多様な「読み」の可能性に開かれている。それは、読むたびごとに異なるストーリーを生み出す可能性をもっているのである。

これを人生や人間関係にあてはめると次のようになる。ひとは、無数の「生きられた経験」が並んだ人生というテクストを素材に、そこからさまざまなストーリーをつくり上げながら生きているということである。そして、ある「問題の染みこんだストーリー」に支配されているとき、ひとはなかなかそのストーリーから脱出することができない。しかし、もともと、テクストは多様な「読み」に開かれているのだから、それとは異なる「読み」もまた可能なはずである。テクストはつねにオルタナティブ・ストーリーの誕生に開かれている。

これがテクスト・アナロジーという考え方である。このことは、これまで述べてきた、言語、語り、物語を基礎にした考え方とそのまま重なる。ナラティヴ・アプローチとは、テクスト・アナロジーに基づくアプローチなのだと言い換えることができる。

こうして、わたしたちは新しいモデルを手に入れたわけだが、同時に、次のような疑問がわいてくる。わたしたちがずっと慣れ親しんできた「機械モデル」や「有機体モデル」は、つねに「真理」であるわけではない。にもかかわらず、わたしたちはそれらを「永遠の真理」のように信じてきた。となると、これらのモデルこそが、実は、わたしたちにとって最強のドミナント・ストーリーなのではないか、という疑問である。テクスト・アナロジーはこのような大きな問題領域へとわたしたちを誘い出す。

第5章

「無知」のアプローチ

1 「問題」がシステムをつくる

システム論との違い

ナラティヴという言葉をキーワードとする実践のなかでも、社会構成主義の立場をもっとも徹底させたといえるのが、アメリカの臨床家、H・グーリシャンとH・アンダーソンである。

彼らは、それまで家族療法で主流だったシステム論の考え方から離れ、独自の実践理論を打ち立てた。それは、「他者との会話のなかで生み出される「意味」に注目する見方」であり、セラピーを「語り、物語、会話の思いがけない展開のなかにのみ存在するもの」「意味論と物語論の領域に根ざすもの」ととらえるものである〔Anderson & Goolishian, 1992〕。

まずは、従来のシステム論との違いはどこにあるのかをみてみよう。システム論の見方をきわめて単純化していえば、「システムが問題をつくる」ということである。ある個人がなんらかの症状をあらわしているとき、その原因をその個人の内部に探るのではなく、家族というシステムになんらかの問題があって、それがある個人の症状として表現されていると考える。

「問題」は個人のなかにあるのではなくシステムのなかにある、というのがシステム論の発想であった。こうして、家族システムのもつ「問題」に焦点をあてて、そこに介入し、それを変化させることで個人の症状を消失させるという方法が確立し、家族療法は大きな発展を遂げてきた。

これに対して、グーリシャンたちは次のように述べる。「いかなる治療システムも、ある「問題」をめぐる対話によって結びついたものである」。つまり、「システムが問題をつくる」のではなく、「問題がシステムをつくる」。彼らはこれまでのシステム論とまったく逆の見方を提案する。

たしかに、セラピストとクライエントはある「問題」をめぐってコミュニケーションを始める。家族はある「問題」をめぐって悩み苦しんだ末に、家族療法家のもとを訪れ、セラピストはそれに答えようとする。たしかに、セラピストと家族はある「問題」をめぐって結びついており、「問題」をめぐって「治療システム」は成り立っている。

言われてみれば当然のことなのだが、あまりにも当然すぎて、それがどういう意味をもつのかわかりにくい。しかし、これは、セラピストの位置付けという点で大きな認識論的転換を意味している。

従来のシステム論の見方では、「システムが問題をつくる」のであり、セラピストはそのシステムを外部から観察して介入する位置にいるものと考えられていた。しかし、「問題がシステムをつくる」という見方では、セラピストはシステムの外部に位置することはできない。そこにあるのは、セラピストと家族を含めたひとつのシステムである。こうして、「問題がシステムをつくる」という見方は、システムの範囲を「家族システム」から「治療者と家族によって成り立つシステム」へと拡大する。

このようにシステムの範囲を拡大すると、従来のシステム論の知見や技法はそのままでは使えなくなる。なぜなら、それらはすべて、外部からの観察という構造を前提にしてできあがったものだからである。もはや外部に立てないセラピストは新しい実践理論を必要とする。「問題によってつくられたシステム」に関する理論を必要とするのである。

解決せずに解消する

それでは、その理論はどのようなものなのか。グーリシャンらは次のように述べる。

「このシステムが発展させていく言語や意味は、そのシステムに固有のもので、その組織に沿ったものので、同時に、〈「問題」を解決しないこと〉にかかわるものである。この点で、治療システムとは、たとえば、「家族」といった任意の社会組織によって識別されるものではなく、「問題」の意味を共同で創造し発展させていくことで識別されるシステムである。治療的システムとは、問題を組織化し問題を解決しないシステムである」

ここでもっともわかりにくいのは、「問題を解決しないことにかかわるもの」というところであろう。治療システムが問題を解決しないならば、一体何のための治療システムなのかという疑問がわいてくる。「問題を解決することにかかわるもの」の誤植ではないかと思われるかもしれない。しかし、誤植ではない。

注意してほしいのは、この文章の主語が「このシステムが発展させていく言語や意味」となっている点である。治療システムはたしかに「問題」をめぐって形成される。ここまではすでに述べたとおりである。次に、そのシステムのなかでとりかわされる「言語」やそこで生じてくる「意味」は、当然、「問題」をめぐるものであり、その「言語」や「意味」こそが実は「問題」をかたちづくっている、というのがここでの主張である。

つまり、システムのなかでとりかわされる「言語」や「意味」とは別に、「問題」が実在するわけではない。そのような「問題」をわたしたちはこれだと指し示すことはできない。あくまで、「言語」と「意味」によって「問題」は「問題」として構成されるのである。

このようにいいかえれば、この主張がどこかで聞いたことのあるものであることがわかる。それは、第1章で説明した社会構成主義の考え方の忠実な反映になっている。「言葉が世界をつくる」。そして、「言葉が問題をつくる」のである。

したがって、そこでとりかわされる言葉が、「問題」の解決のために発せられたかどうかは関係ない。どのような意図によって発せられたかは関係ない。どんな意図であろうと、「問題」をめぐって語られる言葉が、「問題」をリアルなものとして存在させている。そうした言葉がなければ、「問題」は存在しなかった。この意味で、「問題」をめぐる言葉は、「問題を解決しないこと」に貢献している。

このことは、前章でみた「スニーキー・プー」の事例を思い出すとわかりやすい。セラピストの質問によって、「問題」と「問題の影響」が分離されるまで、それらはごちゃ混ぜのかたちで「問題」として存在していた。ニックや両親、そして、他のセラピストのさまざまな解決努力やかかわりのなかで生まれた言葉や意味が、「問題」を存続させてきた。そして、セラピストの「外在化」の質問によって、はじめて、「問題」と「問題の影響」が分離され、いままでとは違うかたちで「問題」が認識されるようになった。そして、その後は、この新しく定義された「問題」をめぐって治療システムは動いていったのである。

こうして、「治療システムとは問題を解決しないシステム」であるという逆説的な説明にたどりついたわけだが、これだけでは、ふたたび「何のための治療システムか」という疑問がわいてくる。セラピーとは一体何をする場なのだろうか。グーリシャンらは次のように述べる。
「セラピーとは、［中略］いわゆる治療システムを解消することであり、問題を組織化し問題を解決せずに解消するシステム problem dis-solving system である」

またもや難しい言い方だが、まずは前半部の「セラピーとは治療システムを解消すること」をみてみよう。すでに述べたように、治療システムとは、「問題」をめぐる会話によって成り立つシステムであり、「問題」を解決しようとする言葉こそが「問題」を構成している。それならば、そうした「問題」をめぐる会話がおこなわれないシステムになれば、「問題」もなくなるはずである。だから、「セラピーとはいわゆる治療システムを解消すること」なのだといえる。

とはいっても、「問題」について語るためにクライエントはセラピストのもとにやって来るのだから、セラピーのすくなくとも最初は「問題」について語らざるをえないであろう。ここで「問題」はいったん「組織化」される。しかし、しだいに、「問題」について語らなくてもよいような関係がつくれれば、「問題」も消えていくはずである。それが、後半部の「問題を解決せずに解消する」という意味である。

なお、ここで、「dis-solving」という見慣れない単語が出てくる。もともと「solve」は「解決する」という意味であり、「dissolve」は「解消する」という意味である。ここでは、この両者をひっかけて、「dis-solve」という造語で「解決しない」という意味と「解消する」という意味を同時にもたせている。つまり、「解決せずに解消する」のである。

2 無知の姿勢

お互い同士の探索

では、どうしたら、そのような関係、「問題」について語らなくともよいような関係がつくれるのであろうか。グーリシャンらは次のように述べる。

「セラピーとは、治療的会話と呼ばれるもののなかで起こる言語的な出来事である。治療的会話は、対話を通じてのお互い同士の探索であり、相互の交流のなかで、アイデアの交換を通じていままでとは異なる新しい意味を発展させ、問題を解決せずに解消する方向へと向かう」

ここで主張されているのは、「対話を通じてのお互い同士の探索」であって、「問題」についての探索ではないことにまず注意する必要がある。セラピストとクライエントが相互に相手のことを探索するのである。セラピーとは、「問題」ではなく、「セラピストの生きる世界、クライエントの生きる世界」への関心によって結びつけられるシステムといいかえることができる。こうなると、セラピストの役割も大きく変わってくる。

「セラピストの役割は、会話の芸術家、対話の建築家としての役割であって、その専門性は対話の空間を押し広げ、対話を促進する点にある。セラピストは治療的会話の参与観察者であり、参与促進者である」

ここでも主張されているのは、「問題」をめぐる対話ではない。「問題」を明らかにしたり、その解決策を探るのではなく、お互いを探索するための対話の領域を広げること、促進することがセラピストの仕事とされる。そして、セラピストは次のような実践に従事する。

「セラピストは会話的で治療的な質問を用いて、セラピーという芸術を実践する。治療的質問は、会話の展開する空間と対話プロセスを発展させる主要な手段となる。これを達成するために、セラピストは、マニュアル的な質問や特定の回答を求める質問ではなく、「無知の姿勢」で質問するという専門性を発揮する」

ここで、「無知の姿勢」というキーワードが登場する。「無知 not-knowing」とは次のようなことを意味する。それは、「セラピストの旺盛で純粋な好奇心がそのふるまいから伝わってくるような態度ないしスタンス」のことであり、「話されたことについてもっと深く知りたいという欲求」をあらわすもので、つねにクライエントに「教えてもらう」立場のことである。

「無知の姿勢」は可能か

「無知の姿勢」という言葉は、従来の専門家イメージを根底からひっくり返す。専門知識をたくさん知っているからこそ専門家、という常識の逆を主張するからである。また、次のような疑問もわいてくる。セラピストがいくら「無知の姿勢」をとると言っても、セラピストは専門家として、さまざまな専門知識や理論を知っており、また、長年の経験に基づく知識もある。それをすべて忘れろと言ってもしょせん無理な話ではないかという疑問である。

こうした疑問はある面でもっともな疑問なのだが、それは、「無知」という言葉をどう理解するかによる。たしかに普通、「無知」というと、「教養がない」とか「十分な教育を受けていない」という意味を連想する。その場合にはたしかに、「専門家が無知」という言い方は矛盾してしまう。しかし一方で、「無知」という言葉は、たとえば「わたしはクラシック音楽の世界については無知なのだ」というふうにも使える。つまり、「○○の世界については無知なのだ」という限定的な使い方もできる。

このように考えれば、ここでいう「無知」という言葉は矛盾しない。セラピストは何について「無知」なのかといえば、「クライエントの生きる世界」について無知なのである。だからこそ、「好奇心」に導かれ、「もっと深く知りたい」と思い、「教えてもらう」という姿勢になる。

これはたしかに事実であろう。セラピストはクライエントと最初に出会ったとき、クライエントについてたしかに何も知らない。しかし、しばらくするうちに、しだいに「わかった気」になってくる。「わかった気」にさせているのは、セラピストのもつ専門知識や理論である。そして、「問題」の所在が突き止められ、その解決策が提示される。

しかし、これは、果たして「クライエントの生きる世界」をわかったことになるのだろうか。それは単に、「クライエントの生きる世界」を専門用語の世界に「翻訳」しただけではないのか。むしろ、そのような「翻訳」によって実は、「クライエントの生きる世界」から遠ざかってしまったのではないだろうか。

このように考えるとき、「無知の姿勢」のもつ意味がより明白になってくる。それは、「クライエントの生きる世界」を、専門家が「問題」だと思っている世界に翻訳しないだけでなく、いかなる「問題」にも翻訳しないための手段だということである。専門知は「問題」を特定しそれを解決するためにつくられている。だから、それを使うことはできないのである。

「無知」という専門性

それでは、こうした専門知を使わない実践が、はたして「専門性」と呼べるのだろうか。それはむしろ、通常の会話でよく見られることであって、とりわけ難しいことではなく、専門性などとはいえないのではないかと思われるかもしれない。しかし、よく考えてみると、このような「無知の姿勢」に基づく会話がなされることは実はきわめて稀であることに気づく。

たとえば、「問題」をかかえたひととの会話は、自然と、その「問題」の原因や解決策をめぐって展開しがちである。また、あえてその「問題」に立ち入るのを避けて当たり障りのない会話がされることもあるが、そのように避けること自体が、逆に「問題」の深刻さを浮き彫りにしてしまうこともある。「問題」はまさしく「問題」をより強固に組織化するような会話を引き寄せてしまうのである。

さらに、次のような疑問が出されることもある。専門知識を使うのがまずいのであれば、むしろ、素人のほうが向いているのではないか。専門家に相談せずに、素人に相談すればよいのではないかという疑問である。しかし、これも間違いである。素人はたしかに、「専門知識」はもっていない。しかし、それまでの人生経験に裏打ちされた自分なりの「経験知」をもっていて、それでもって、物事を解釈したり判断したりする。したがって、それは、あらかじめ用意された枠組みという点で「専門知」と同じである。素人も「無知」になることは難しい。「無知」はきわめて高度の専門性であることがわかる。

3 治療的質問

それでは、無知の姿勢から具体的にどのような質問がなされるのであろうか。ここで、グーリシャンの有名な事例を紹介しながら、治療的質問の具体的な展開をみてみることにしよう。

事例 ラース（その1）

ある知りあいの精神科医が、ある困難なケースについてのコンサルテーションを依頼してきた。それは四〇歳の男性で、自分が伝染病にかかっていると長い間信じ込み、他人にもそれをつねにうつし、場合によっては死に至らしめているという思いにとらわれたケースだった。

何度、精密検査を受けてもそのような病気は見つからず、心理療法も受けたが、彼の伝染病についての強い確信と恐怖心を拭い去ることはできなかった。彼は、結婚生活がうまくいっていないこと（妻の無理解）や仕事ができないことを口にしたが、彼のいちばんの心配は自分の病気とそれがどんどん拡がっていくことにあった。彼は、自分の病気が伝染し他人を傷つけ滅ぼすという理由で、怯え、取り乱し、不安にかられていた。

自分の手を握り締めながら、彼は、病気に感染したときのことから話し始めた。セラピストはこう尋ねた。「この病気にかかってどのくらいですか?」。すると、彼は驚いた様子を見せ、しばらくの間をおいてから語り始めた。

(中略)

セラピストが彼の抱くジレンマに関心をもつにつれて、彼はだんだん落ち着きを見せるようになった。彼は少し元気を取り戻して、自分のストーリーを丹念に語り、聞き手のもつ好奇心に共鳴するようになった。

(中略)

このインタビューを別室から見ていた同僚たちは、クライエントに対するわたしの協力的な姿勢や「この病気にかかってどのくらいですか?」といった質問に対してかなり批判的だった。同僚たちは、このような質問が患者の「心気妄想」を強化してしまうことを恐れた。彼らの多くが、「病気にかかったと思ってからどのくらいですか」という質問のほうがより安全だと助言した。

ワンナップ・ワンダウン

さて、以上のやりとりにどのような感想を抱くであろうか。このセラピストのしたことも一理あるし、同僚のセラピストの言うことも一理あると思われるかもしれない。ようするに、クライエントの言うことをどれだけ信じるべきかという問題であるが、両方とも大切だなどということはできない。この二つの立場は、まったく正反対の認識論に立っているからである。

「この病気にかかってどのくらいですか?」という質問は、患者の生きる世界についてセラピストは何も知らないという立場、つまり、「無知の姿勢」をあらわしている。だからこそ、「この病気にかかっている」という患者の言葉をそのまま信じて、それがいつからなのかを質問している。

これに対して、「この病気にかかったと思ってからどのくらいですか?」という質問は、「この病気に本当にかかっているかどうかわからない」「そう思い込んでいるだけかもしれない」というニュアンスを含んでいるし、言い方によっては、「それは思い込みなのだよ」と暗に諭しているようにもとれる。

この後者の姿勢こそ、「無知の姿勢」の対極にあるもの、つまり、「知者の姿勢」である。患者の生きる世界について患者以上によく知っている、それが事実ではなく思い込みであることを知っている者だけが、「思い込みなのだ」と教えることができる。このときセラピストは、患者より「一段上の位置」(ワンナップ・ポジション)から発言している。同時に、クライエントは、「一段下の位置」(ワンダウン・ポジション)に置かれている。

このように言うと、専門家とクライエントの関係とはそもそもそのようなものではないか、専門家に専門的見地からアドバイスをしてもらう、そのために、クライエントは専門家のもとを訪れているのではないかと思われるかもしれない。

もちろん、そのようなアドバイスを求めて来る場合もあるし、そのようなアドバイスが有効で「問題」が解決する場合があることもたしかであろう。そのような場合には、「ワンナップ・ワンダウン」の関係になんら問題はない。というよりもむしろ、それで「問題」を解決すべきであろう。

問題はそうしたアドバイスがクライエントに受け付けられないケース、あるいは、それではまったく歯が立たないケースである。いうまでもなく、こうしたケースが、臨床現場にはあふれている。「無知の姿勢」は、「ワンナップ・ワンダウン」の関係ではうまくいかないケースに焦点を合わせている。

わかりあえなさ

ここで、クラインマンの紹介するフラワーズ夫人のケース（六一ページ）を思い出す。医者が、バイオメディカルな問診と説明のみに終始して、患者の生きる世界を理解しようとせず、結果的に、医者の言うことを聞かない「ノン・コンプライアンス」として記述したあの事例である。ここで生じた「わかりあえなさ」こそが、「ワンナップ・ワンダウン方式」の限界を象徴的に示している。

この「わかりあえなさ」は、お互いの生きる世界の違い、クラインマン流にいえば「説明モデル」の違いに由来している。それが、すれ違いのまま始まり、すれ違いのまま終わったのがフラワーズ夫人のケースだった。そしてそれは、「ノン・コンプライアンス」という専門用語でかたづけられ、「ワンナップ・ワンダウン方式」それ自体の限界が問われることはなかった。というよりも、「ノン・コンプライアンス」という言葉が、そうした「問い」を封じるように作用していた。

逆にいえば、「わかりあえる」ときというのは、お互いの「説明モデル」がほぼ一致しているときか、あるいは、クライエントが専門家の説明モデルを信じたいという気持ちがあるときである。クライエントが自分の「説明モデル」に自信をもてないとき、たしかに、専門家の「説明モデル」はクライエントの新たな指針となりうる可能性がある。しかし、自分の「説明モデル」をたしかにもっていて、それが専門家の説明モデルと異なるとき、両者はすれ違うほかない。クライエントは、自分の「説明モデル」をわかってほしいと思っているのであって、別の「説明モデル」を求めているわけではないからである。

このようなとき、「無知の姿勢」と「治療的質問」が意味をもってくる。「わかりあえなさ」の原因は、「わかろうとしない」姿勢にある。それならば、わかろうとすればよい。「自分は何も知らない」「もっとよく知りたい」「教えてもらう」という姿勢で質問すればよい。それが、「わかりあえなさ」を解消する出発点となる。

4 いまだ語られなかった物語

それでは、「無知の姿勢」と「治療的質問」によって、クライエントはどのように変化していくのであろうか。ラースのその後を追ってみよう。

事例 ラース（その2）

この面接からの帰りに、われわれを紹介した精神科医は（彼はこの面接を隣室から観察していたが）、クライエントに「面接はどうだった？」と尋ねた。彼はすぐさま、「彼（セラピスト）は僕の言うことを信じてくれたよ！」と答えた。

しばらくして、その後の経過を精神科医に尋ねたところ、この面接が自分とクライエントに与えた影響はいまも続いており、治療セッションは以前ほど困難なものではなくなり、彼の生活状況もずいぶん良くなったと語った。理由はわからないが、伝染病にかかっているかどうかはクライエントにとってもはや問題ではなくなっているとも語った。クライエントは現在、自分の夫婦関係の悩みや失業の問題を話題にしており、妻との合同面接も受けている。

「僕の言うことを信じてくれたよ!」という言葉がすべてを象徴している。これは、いままで彼の言うことを信じてくれるひとは誰もいなかったという衝撃的な事実を物語っている。それでは、いままで彼の話を聞いたひとは何を信じていたかといえば、おそらく、自分の「説明モデル」を信じていたのである。

ここで、ラースは、自分の生きている現実がはじめて他者に共有されたという経験をしている。自分の生きている世界を誰もわかってくれないという状況は、想像しただけでも息苦しくなるような状況である。ラースはその苦しさはからはじめて解放された。こうして、はじめて、それ以外の話題に進む余裕を手にしたのである。

そして、このような姿勢によって、「理由はわからないが、伝染病にかかっているかどうかはクライエントにとってもはや問題ではなくなった」。まさしく、「問題」は「解決」せずに「解消」したのである。セラピストが「問題」を特定しそれを解決しようとする姿勢を捨て去ったところで、「問題」は「問題」ではなくなり始めたのである。

技法と姿勢

ここで重要なポイントは二つある。ひとつは、ラースの変化をもたらしたのが、セラピストのいわゆる「技法」ではないことである。内心では「妄想」だと思っているのだが、表面的に「共感」してみせたというのではラースは解放されない。ラースの生きる世界をもっと知りたいというセラピストの思いがラースに変化をもたらした。だからこそ、「無知の技法」ではなく、「無知の姿勢」なのである。

もうひとつは、「無知の姿勢」をとることではなく、それを「とり続けること」の重要さである。最初はこの姿勢から出発しても、途中で、セラピストがクライエントの生きる世界を「わかった気」になってしまったら、セラピストはそれ以上質問を続けることはできない。「いま話されたことに突き動かされて」、次の質問をすること、つねに「理解の途上にとどまり続けること」がラースの変化をもたらしている。グーリシャンらは次のように述べる。

「無知であるとは、セラピストがそれまで重ねてきた経験と理解がたえず新しい解釈によって更新されていくことを意味する」

つまり、ある説明を完成させたり、ある結論に達することがセラピーの目的なのではない。逆に、いかなる結論にも達しないこと、つねに、いままでの理解を更新し変化させなければならない。そうすることで、会話の領域が拡大し、「いまだ語られなかった物語 not-yet-said story, yet-unsaid story」が語られる余地が生ずる。そして、「いまだ語られなかった物語」を語ることが、新しい「自己物語」を生み、新しい「自己」を構成していくのである。

さて、以上のような実践もまた従来のセラピーの常識をくつがえすものであり、すぐには受け入れがたいかもしれない。従来の専門性が否定されたことに不快感を覚えるひともいるであろう。また、質問の仕方をすこし変えただけで、セラピーのその後の展開が変わるというのは話がうますぎないかと思われるかもしれない。もちろん、そんな魔法のような質問があるはずもない。

ここで重要なのは、「問題」を特定し解決しようとする姿勢が、「問題」をリアルなものにすること、そして、それを打破するためには、それと正反対の姿勢、すなわち「無知の姿勢」をとることが有効だということである。「無知の姿勢」は、「問題」に焦点づけられ束縛された意識からわたしたちを解放する。「問題」を「問題視」して解決しようとするからこそ、わたしたちは「問題」から離れることができない。「無知の姿勢」はこの悪循環を断ち切る出発点となることをグーリシャンらは教えている。

このような考え方は、クラインマンの主張する「モラル・ウィットネス」の考え方を思い出させる。クライエントの物語の「倫理的証人」となること、それによってはじめて、クライエントの人生はひとつの確かな物語となり、それこそが「ケア」という実践をかたちづくる。

また、ホワイトとエプストンの「オルタナティブ・ストーリー」の考え方とも響きあう。「ユニークな結果」とは、「いまだ語られなかった」出来事であり、それをきっかけに構成される「オルタナティブ・ストーリー」とはまさしく「いまだ語られなかった物語」にほかならないからである。

こうした類似性の背後には、いうまでもなく、「物語としての自己」という共通の前提がある。それを語り直す際の出発点と道筋は三者の間で異なっているが、その最終的な目標は一致している。新しい「物語としての自己」の構成である。これがナラティヴ・アプローチの共通の目標となる。

第6章

リフレクティング・チーム

1　ワンウェイ・ミラー

面接室と観察室

ナラティヴに着目する実践のなかでもうひとつの独自の方法論を確立したのが、ノルウェーの臨床家、T・アンデルセン［Andersen, 1991, 1992］である。彼らは、それまで家族療法の基本とされてきた「ワンウェイ・ミラー越しの観察」という構造を変えてしまった。セラピストは観察するひと、クライエントは観察されるひとという関係を変えてしまったのである。それではどのように変えてしまったのか。その議論に入る前に、従来の「ワンウェイ・ミラー越しの観察」とはどのようなものだったのかをみておこう。

システム論的家族療法ではかつて「三種の神器」という言葉があった。「ワンウェイ・ミラー」「インターホン」、そして「ビデオカメラ」である。面接室と観察室という二つの部屋があり、その間はワンウェイ・ミラー（いわゆるマジック・ミラー）によって仕切られていて、観察室から面接室を見ることはできるが、その逆は見えない。インターホンによって、観察室にいるセラピストと面接室にいるセラピストは適宜連絡をとりあう。治療セッションの様子はビデオカメラで収録され、後で繰り返し検討することができる。

こうしたセッティングが、システム論的家族療法の標準的な構造とされていた。ここで、観察室側にいるセラピスト（ないしはスーパーバイザー）はひとりのこともあるが、複数でチームを組むやり方が一般的である。セラピストのチームは、面接室で展開している家族のコミュニケーションの特徴や問題点を分析して意見を出しあい、それをより明確にするために、面接室にいるセラピストにインターホンを使って指示を出したり、課題を与えたりする。また、面接室のセラピストが立ち往生しているときには助け舟も出す。こうして、面接室のセラピストと観察室のセラピストの共同作業によってセラピーは進行していく。

こうした治療構造は、問題を客観的に観察し分析するうえで、きわめて有効な構造といえる。クライエント家族と直接向き合っているセラピストは、相手の言葉や感情に巻き込まれて、セラピストとして適切な反応ができなくなることがある。また、ひとりの家族メンバーの動きに気をとられて、他のメンバーの動きを観察しそこねることもある。また、ひとつのテーマに気をとられて、全体の経過と流れが見えなくなることもある。

ひとりのセラピストでは陥りがちなこうした問題を、別室からそれを眺めているセラピストたちの存在が救ってくれる。セラピーの流れを軌道修正したり方向付けたりして全体をリードしてくれる。こうして、ワンウェイ・ミラーは、客観的な観察とそれに基づく適切な介入のための必須の道具となったのである。

しかし、この方法にも問題点はあった。観察室にいるセラピストチームのなかで意見が合わないことがあり、そうなると、治療や介入の方針が定まらないという問題である。もちろん、意見が一致することもあるが、しないこともある。しないどころか、お互いが争うような場合もある。アンデルセンは次のように述べる。

「それは治療チームの間で互いが競いあい、それにいやな感じをもっていることに気づいてからだった。何かが変わらなければならなかった」

「客観的観察」の困難

それでは、どうして、セラピストの意見が一致したりしなかったりするのであろうか。そもそも家族療法には、家族のコミュニケーションをどう分析するかについてのさまざまな理論や仮説がある。どの理論的立場に立つかによって、どこに着目するかは当然変わってくる。また、たとえ同じ理論的立場に立っていたとしても、個々のセラピストの志向や経験の違いが別の見方を生む場合もある。このように考えると、意見が一致するほうがむしろ稀なことのように思えてくる。

それでも意見が一致することがありうるとすれば、ひとつは、チーム全員が同じ理論的立場に立ち、しかも、その理論が観察の仕方を細かく指示するもので、誰がやっても同じ観察結果を生むようにできている場合（マニュアル化されている場合）である。しかし、現実に、そのような有力な理論的立場が存在するわけではない。

もうひとつ考えられるのは、チーム内に影響力の強い人がいて、その人の意見がもっとも信頼できるという合意がチーム内にできている場合である。長年の経験をもつセラピストと新米の弟子たちがチームを組めば、このようなことになるであろう。しかし、それではせっかくチームを組んでいる意味がなくなる。

つまり、家族というシステムを「客観的」に観察することは実はとても難しい。たとえ、「ワンウェイ・ミラー」という道具を使ったとしてもそれは難しい。というよりもむしろ、「ワンウェイ・ミラー」という客観的観察のための手段が、逆に、客観的観察の困難さを明らかにしてしまったともいえる。

もちろん、だからといって、「ワンウェイ・ミラー」を用いることがすべて無意味だということにはならない。たとえば、研修やスーパービジョンの場面など、目的によって当然有効な手段となりうる。問題は、「客観的観察」のための構造が、かならずしも「客観的観察」を保証するわけではないという点にある。それではどうすればよいか。アンデルセンらは次のように述べる。

「面接のセッションの合間に、われわれはなぜ家族から離れて部屋を移るのだろうか？　われわれの間で、その家族についての話しあいをなぜ秘密にするのだろうか？　治療チームは家族とともにいるべきではないか、そして、われわれがどのように問題に対処していくか、家族に見せるべきではないだろうか？　家族にそういう経過を見てもらうことによって、家族が自分たち自身の答えを見つけてゆくのではないか？

その日、ワンウェイ・ミラーの向こうから面接のやりとりを聞いていたチームが、面接中の家族と担当者に、今度はチームのやりとりをそちら側から聞くようにと提案した。これまでの面接の印象についてこちらが話しあいをするというものである。この日以降、わたしたちは「リフレクティング・チーム」と呼ばれるようになった」

つまり、アンデルセンは、面接室と観察室の関係を逆転させた。クライエントのいる面接室の明かりを消し、セラピストのチームのいる観察室の明かりをつけ、クライエントがセラピストたちを観察できるようにした。もちろん、マイクとスピーカーも逆に切り替えた。「観察する側」と「観察される側」が交代したのである。

こうして、セラピストチームのなかで意見の違いを無理にまとめる必要はなくなった。それぞれがそれぞれの意見を表明した。クライエント家族は、はじめて、セラピストたちの生の話しあいを聞くことができた。いつもワンウェイ・ミラーの陰に隠れているセラピストたちの声を、そのまま聞くことができたのである。

2 セラピーの変化

プロセスの変化

こうして、リフレクティング・チームという新しい方法が生まれた。それは、その名のとおり、面接室の家族を見て思ったこと感じたことを述べる、つまり「リフレクトする＝映し出す」チームである。それは、セラピストそれぞれが、それぞれの目に映った家族像を映し出す鏡になることを意味する。ただし鏡といっても、それはひとつの客観的な像を映し出す鏡ではない。いくつかの異なる像が映し出されるのである。

この様子を見た（聞いた）家族が今度はそれをふまえて話しあいを始める。観察する側とされる側が交代する。面接室と観察室の明かりのスイッチが元に戻されるのである。このようなリフレクションが何度か繰り返されていく。つまり、ワンウェイ・ミラー越しに、二つのチームが対話をしていく。直接、相手に語りかけるのではないが、それぞれの「語り」が新しい「語り」を生み出していくのである。

このような構造をとることによって、セラピーのプロセスはいくつかの点で大きく変化することになった。

第一は、このチームがクライエント家族に「指示を出したり介入したりする」という役割をとらなくなった点である。チームでの話しあいは、チームのメンバーに向かって語られるのであって、家族に向かって語られるのではない。もちろん、家族が聞いていることは意識されている。しかし、あくまで、語りの相手はチームの同僚なのである。

こうして、セラピストは、家族のために、自分のもっている力を役立てることに専念できるようになった。セラピスト同士の主導権争いではなく、また、自分の信じる仮説の検証のためではなく、あくまで、家族にとって意味のあることに集中するようになった。家族に見られ、そして、聞かれている状況が、彼らの「語り」を変えていったのである。

第二に、セラピストの家族に対する態度が変わった。それまでは、「家族に失礼な表現」がたくさんあった。家族には聞こえないところで話しあっていたからである。たとえば、「こんな口うるさい母親の家庭に生まれなくて僕はよかった」とか、「あんな頑固な男との結婚生活っていったいどんなだろうか」といった言葉がかつては飛びかっていたが、それがなくなった。

このことは、多くの臨床家にとって耳の痛い話ではないだろうか。医局で、あるいはナース・ステーションで、患者には聞かせられない言葉が飛びかうことは決して珍しいことではない。このように、「表と裏」で言うことに違いが生ずるのはある意味で仕方のないことともいえるが、逆に、「表と裏」という空間的構造があるからこそ生ずることともいえる。「表と裏」という構造が二種類の異なる語りを生み出してしまう。したがって、その構造が変われば、新しい一種類の語りが生まれてくる可能性がある。「語り」はつねに聞き手の存在によって方向付けられている。

第三に、セラピストが家族の話をよく聞くようになった。それまでは、観察中よくしゃべっていたのが、しだいに口数が少なくなった。「後からわかったことだが、面接場面の会話に静かに聞き入ることは、以前よりチームのメンバーを創造的にさせ、より多様な考え方が頭に浮かぶようになった。かつては、ひとつかふたつのアイデアにばかりこだわっていたのである」とアンデルセンは述べている。

第四に、断定的な言い方を避けるようになった。「確信はないけど、……の感じを受けたよ」とか、「君にはそう聞こえるかもしれないけど、僕には……に聞こえるんだ」とか、「もし、この考え方が当っているとすると、ひょっとすると……かもしれない」とか、「家族の人はこうしてきたけれど、もし、……のようにしたらどうなるんだろうか」といった具合である。つまり、「正か否か」という態度から「正も否も」という態度に変わった。

第五に、セラピーで使う言葉が専門用語から日常言語へと移っていった。家族が聞いているという状況のなかで専門用語を使うことは、家族とのコミュニケーションを自ら放棄することを意味する。「家族の助けになる」のではなく、「家族の会話の助けになる」ことに注意が向けられるようになったとアンデルセンは述べている。

変化の意味

さて、以上のような変化は一体何を意味しているのであろうか。それまでのシステム論的家族療法がもっていたいくつかの前提が大きく変わっている。なかでも、もっとも根本的な変化といえるのは、「客観的観察者としてのセラピスト」という前提を放棄した点である。事態に巻き込まれないように距離をおき、冷静に対象を観察することが正しい結果を生むという考え方が放棄されている。それは、「ワンナップ・ポジション」の放棄といいかえることもできる。

このことは、「断定的な言い方を避けるようになった」という変化に端的にあらわれている。専門知に基づいて「問題」を断定するところからすべてが始まる従来のやり方とは異なり、さまざまな意見や感想が並列される。そのようなさまざまなリフレクションはどれも確実性をもたない。しかし、個々のセラピストの正直な感想であることは間違いない。それは、客観的で普遍的な真実ではないが、個々のセラピストにとっての個別的な真実ではある。「ワンナップ・ポジション」を降りるということは、このような個別性を尊重することを意味する。

これに関連してもうひとつ重要なのは、「専門用語を使わなくなった」点である。専門用語は「問題」を客観的かつ正確に表現するうえで不可欠のものと考えられている。しかし、それが専門家同士の単なる「符牒」や「隠語」となるとき、それは、セラピストとクライエントのコミュニケーションを阻害するように作用する。専門家だけに通じる難しい言葉は専門家同士の連帯を高めるかもしれないが、クライエントとの連帯にはむしろ逆に作用する。

こうした考え方は、前章でみたグーリシャンらの立場を連想させる。専門知によって「問題」を特定していくのではなく、「無知の姿勢」でクライエントと向き合う。どちらも、「ワンナップ・ポジション」を放棄している。違いといえば、アンデルセンは、それを、ワンウェイ・ミラーという実際の空間的構造を利用しておこない、チームという形式で実現したのに対し、グーリシャンは、「無知の姿勢」という個人的な姿勢で実現した点である。

いずれにせよ、「客観的観察者としてのセラピスト」という立場が放棄される。なぜ、それを放棄するのかといえば、それが現実に維持できないからなのだが、それを放棄したことによってより大きな変化が生まれた。それは、クライエントの語るナラティヴとセラピストの語るナラティヴとが対等な立場で出会うようになったという点である。一方が他方に優越するのではなしに、同じレベルにあるものとみなされるようになった。セラピーは文字どおり「対話」のプロセスとして位置付けられるようになったのである。

3　ポジションの変化

それでは、以上のようなセラピーの変化は、クライエントにどのような変化を生み出すのか。これが気になるところだが、当然のことながら、一度のセッションで変化がはっきり見えてくるほど話は簡単ではない。ここではむしろ、その変化の表面的な見えにくさを紹介しよう。

事例 少女ブリタ（その1）

ここに招かれた人たちは行きづまったシステムの一部であり、さまざまの理由から通常の学校に出席できない子供たちのための「特別な」学校に勤務している方々である。ノルウェーでは公共サービスが非常に発達しており、育児に関して親がおこなうべき課題のいくつかが社会的サービスによって肩代わりされることになり、一部の親たちにはある種の「副作用」が生じたようにみえる。この学校は親が再び責任をとるように促し、親の役割が希薄になる傾向をなんとかして食い止めようとしている。

一〇代の少女ブリタはこの学校の生徒であり、学校でたびたび問題行動を起こしたり、欠席をしたりして不機嫌で不安定な状態にあった。家族は、母親のドラと五歳年下の妹イリアで、二人の家族療法家、テッドとティム、および補助教員のテレサが六か月前から相談を受けていた。母親をはじめ関係者の多くは、ブリタが施設で生活すべきだと考えているが、ブリタ自身は決めかねており、事態は膠着状態にあった。

ここで、四人からなるコンサルテーション・チーム（クリスタル、クリストファー、クリスティン、およびスーパーバイザーのスー）、そして、新たに参加したコンサルタントであるアンデルセンが加わって、この日のセッションは始まった。

つまり、（a）家族、（b）セラピストと補助教員、（c）コンサルテーション・チーム、そして、（d）新たなコンサルタント（アンデルセン）、という四つの組織が登場人物となる。なお、ブリタ本人は学校に行っていたため、この日のセッションは欠席した。

❶初回の話しあい

まずは、〈アンデルセン〉が、〈家族療法家と補助教員〉三人と面接し、〈家族〉（ドラとイリア）と〈コンサルテーション・チーム〉は、ワンウェイ・ミラーの背後で傾聴することになった。

❷2回目の話しあい

〈家族療法家と補助教員〉がワンウェイ・ミラーの背後に退き、代わって、〈コンサルテーション・チーム〉がミラーの前に出てきた。

❸3回目の話しあい

〈コンサルテーション・チーム〉がミラーの背後に退き、代わって、〈家族〉がミラーの前に出てきて〈アンデルセン〉と話しあった。

❹4回目の話しあい

表1　チームの組み合せの変化

	面接室	観察室
1回目	アンデルセン 家族療法家と補助教員	家族 コンサルテーション・チーム
2回目	アンデルセン コンサルテーション・チーム	家族 家族療法家と補助教員
3回目	アンデルセン 家族	家族療法家と補助教員 コンサルテーション・チーム
4回目	家族療法家と補助教員 コンサルテーション・チーム	アンデルセン 家族

〈家族〉と〈アンデルセン〉はミラーの後ろに移り、〈家族療法家と補助教員〉と〈コンサルテーション・チーム〉が話しあった。

以上がひとつのセッションの経過である。これを図式化すると表1のようになる。全体の時間は一時間一〇分、ひとつひとつの話しあいはそれぞれ一〇分前後である。実際の会話内容を紹介すると膨大な量になるのですべて省略したが、省略した理由はそれだけではない。この一時間あまりのセッションのなかで、なにか「劇的な会話」があったわけではないからである。

このセッションの四週間後に、セッションのビデオテープがアンデルセンのもとに送られてきた。それには次のようなメモが同封されていた。

「テープにはもっとも刺激的な部分は入っていません。先生とのコンサルテーションがその一部となっている学校とコンサルテーション・チーム間に生じた過程がもっとも価値あるものでした。内容、つまり、このテープにあるすべての発言はそれほど重要ではありません」

この謎めいたメモを見たアンデルセンがさらに詳しい説明を求めたところ、次のような返事がきた。

事例 少女ブリタ（その2）

「コンサルテーションの後、何週間かたってテープを見て、そこに収められているものがいかにわずかであるかを知って驚きました。そこには、面接室と観察室の両方にあった感情のうち、ほんの断片しかとらえられていませんでした。テープはこのコンサルテーションがおこなわれた文脈について何も語ってくれません。

話し合いのなかで話されたことは、家族、とくに母親にとってほとんど意味がなかったことでしょう。いちばん影響力があったことは、与えられた位置、すなわち、彼女が生活の状況や娘に関係のある問題から離れた一種のメタ・ポジションに座るという新しい経験をしたことでしょう。

八人の専門的援助者は彼女の娘の治療に直接かかわりましたが、本人は登場しませんでした。八人の専門家は、この親子のことを考え、語り、そして、推察しました。その状況は母親に大きな影響を与えたようです。おそらく面接がおこなわれたからこそ、母親は娘の面倒を完全に社会に委ねるという思い切った対応の仕方を決断できたのでしょう。

したがって、面接中に母親がとった位置を彼女にとらせることで、彼女はわたしたちが長年扱おうとしてきたこと、すなわち母親と娘の関係を回復させるためには彼らの間に公的な人物を介在させることが必要であることを明らかにするという課題に取り組むようになったのです。コンサルテーションは、わたしたち専門家にもこのことを言語化する機会を与えてくれました。面接に対する母親の感想によれば、まさにそれが彼女にとって重要だったのです。コンサルテーション中に、わたしたちに対する彼女の位置が変化するにつれて、当然彼女に対するわたしたちの位置も変化し、そして彼女に対するわたしたちのかかわり方も変化したのです」

4 関係性の変化

メタ・ポジション

以上の手紙から読みとれるのは、ポジションの変化の重要性ということである。何か特別の質問や特別の会話が生まれて、それをきっかけに変化が生まれたわけではない。そうではなく、観察する側とされる側の交代という構造の変化それ自体が、母親に新しい視点を生じさせた。

その新しい視点とは「メタ・ポジション」と呼べるものだった。「いちばん影響力があったことは、与えられた位置、すなわち、彼女が生活の状況や娘に関係のある問題から離れた一種のメタ・ポジションに座るという新しい経験をしたこと」だった。

自分が観察される側にいる限り、自分のかかえている問題から離れることはできない。「当事者」であることから降りることはできない。しかし、観察する側に回ることによって、一時的にせよ「当事者」から降りることができる。そのときの「当事者」は、そのとき観察されているひとびとになるからである。

このセッションでは、四回のリフレクションのうち三回（初回、二回目、三回目）も、家族は観察する側に回った。このとき、セラピストやコンサルテーション・チーム、そしてアンデルセンは、「問題」をめぐってそれぞれの責任を果たそうとする「当事者」となっている。それぞれが、自分の専門家としてのかかわり方という「問題」に取り組んでいる。家族はそれを聞きながら、自分がかかえていた「問題」が唯一の「問題」なのではなく、関係者のそれぞれが「問題」をかかえていることを知る。

こうして、自分のかかえていた「問題」は、それら「問題群」のうちのひとつ、あるいは、大きな「問題」の一側面という意味に変化していく。つまり、自分の「問題」をはじめて、自分以外の視点から眺めることができたのである。これが、「メタ・ポジション」ということの意味である。

ただし、ここで注意すべきなのは、「メタ・ポジション」に立つということが、いわゆる「問題を客観視する」という意味ではない点である。「客観視する」というと、「正しい見方をする」という意味を連想させる。しかし、ここでいう「メタ・ポジション」に「正しい見方」というニュアンスはない。そもそも、四度のリフレクションのどの見方が正しいともいえないし、それぞれの意見は、「断定的ではないかたち」で語られている。それは、「問題」を別の視点から眺めること、あるいは、問題をかかえている自分を眺められる位置に立つことを意味している。

このように「自分を眺められる位置」に立つことを可能にしたのは、いうまでもなく、四度にわたるリフレクションとそのたびごとに異なるチームの組みあわせである。このセッションの場合、単に「観察される側」から「観察する側」への転換にとどまらずに、その組みあわせが四回変わった。これによって、さまざまなポジションの違い、視点の違いが明らかになり、それぞれの組みあわせごとに特有の会話を発展させることができた。

こうして、それぞれのポジションが流動してゆく。「わたしたちに対する彼女の位置が変化するにつれて、当然、彼女に対するわたしたちの位置も変化し、そして彼女に対するわたしたちのかかわり方も変化した」のである。

ベッドサイド・カンファレンス

このような見方は、「問題がシステムを組織化する」というグーリシャンらの見方ときわめて近い関係にある。「問題」がさまざまな関係者を引き寄せ、ひとつの「問題に規定されたシステム」を構成していく。そして、そのシステムのなかで「問題」にかかわっていくことそれ自体が、「問題」をより強固でリアルなものにしていく。したがって、このシステムの構造を変更することができれば、「問題」のありようもまた変わっていく。つまり、リフレクティング・チームは、「問題に規定されたシステム」を解体していくひとつの方法として位置付けることができる。

また、こうした考え方は、ホワイトらの「問題の外在化」の考え方とも深く関係している。ホワイトらは、個人と「問題」とを切り離すことで、「問題」に対する新しい視点を手に入れる。リフレクティング・チームは、観察者と被観察者の交替という方法によって、「問題」に対する新しい視点を手に入れるからである。ナラティヴ・アプローチは、このように、相互に密接に関係しあっている。

ところで、こうしたリフレクティング・チームのやり方ほど徹底したものではないにしろ、似たような方法をどこかで聞いたことがあるというひともいるのではないだろうか。そう、看護の領域でよく耳にする「ベッドサイド・カンファレンス」という方法である。患者に関するさまざまな情報や今後の看護計画などを、ナース・ステーションのなかで申し送ったり相談したりするのではなく、患者のベッドサイドで患者の聞いている前で患者とともにおこなうというやり方である。

こうすることで、患者は、一方的にケアされる存在ではなくなり、ともにケアを考え実践するというポジションを手に入れることになる。また、自分について真剣に相談する看護職のやりとりを聞くことで、いままでとは違った視点から自分の「病気」や「問題」を眺めること、すなわち、「メタ・ポジション」に立つことが可能になる。

つまり、リフレクションという方法は、決して奇をてらった突飛な方法なのではない。わたしたちがふだんそれとは意識せずに、すでに実践したことがあるような方法なのである。専門家とクライエントの間の「壁」を取り払い、「ワンウェイ・ミラー」を逆転させることで、新しい関係性が生まれ、新しいケアの可能性が生まれる。リフレクティング・チームの実践はそうした可能性をわたしたちに教えている。

第7章

三つの方法

1　二つのナラティヴ

共通点

前章まで、ナラティヴ・アプローチの三つの実践をみてきた。ホワイトとエプストンの「外在化」、グーリシャンとアンダーソンの「無知の姿勢」、そして、アンデルセンの「リフレクティング・チーム」である。これらはみな、社会構成主義の考え方に基づき、ナラティヴをキーワードとする点で共通しているが、表面的にはずいぶん異なる方法のようにも見える。この章では、これらの方法のどこが同じでどこが異なるのか、三者はお互いにどのような関係にあるのかを整理することにしよう。

まず、三つの方法の共通点として重要なのは、どのようなナラティヴに着目するかという点である。ホワイトらは、「問題の染みこんだストーリー」に着目し、同時に、そこからこぼれ落ちる「ユニークな結果」に着目する。一方、グーリシャンらは、「専門家の専門知に基づくナラティヴ」を問題にし、「いまだ語られなかったストーリー」を聞こうとする。さらに、アンデルセンは、「専門家同士の会話におけるナラティヴ」を問題にし、「クライエントに聞かれているナラティヴ」を実践する。

この三者はいずれも、二つの異なるナラティヴを対比させる点で共通している。「いま語られているナラティヴ」と「いまだ語られていないナラティヴ」の二つである。あるナラティヴを語ることが、別のナラティヴを語る可能性を封じている。そこで、いま支配的なナラティヴに風穴をあけ、揺さぶりをかけて、新しいナラティヴを発生させ、それを発展させていく。これが三つの方法に共通の考え方といえる。

このことをもっとも端的にあらわすのが、ホワイトらの「ドミナント・ストーリー」と「オルタナティブ・ストーリー」という言葉である。ある状況のなかで「支配的な物語」があるとき、それ以外の物語を思いつくことは困難であり、また、たとえ思いついたとしても、なかなかそれを信じたり、皆で共有することは難しい。難しいからこそ、ドミナント・ストーリーの支配はますます揺るぎないものになっていく。

しかし、それは決して変更不可能なわけではない。なぜなら、あらゆる物語には次のような特徴があるからである。それは、ある物語が成立するときにはかならず、その物語の外側に汲み残された「出来事」や「生きられた経験」が存在するという特徴である。ひとつの物語にすべての出来事や経験を盛り込むことはできない。いくつかの出来事、いくつかの経験を選び出してそれを意味あるかたちでつなぎ合わせることでひとつの物語が成立する。その際、当然のことながら、多くの出来事、多くの経験がその物語に関係ないものとして切り捨てられる。

図と地の関係

ナラティヴは、ある出来事を選び出し、他の出来事を捨て去ることで成り立っている。それでは、どのような出来事が選び出され、どのような出来事が捨て去られるのかといえば、そこには一定の傾向がある。「ドミナント・ストーリー」が、この取捨選択の仕方を方向づけるのである。

たとえば、「スニーキー・プー」の事例（七三ページ）を思い出してみよう。この事例が示すように、わたしたちは何か困ったことがあると、つい「原因探し」を始める。そして結局、「原因」と「問題」と「影響」がごっちゃになって迷路にはまりこむ。こうして、「問題の染みこんだストーリー」ができあがる。このとき、「まず原因を探すべし」というのが、ひとつのドミナント・ストーリーにほかならない。「原因を特定し適切な対策を講ずれば問題は解決できる」というドミナント・ストーリーが、ある特定の出来事を選択させ他の出来事を捨象させている。

したがってナラティヴの具体的ありようは、そのとき、どのようなドミナント・ストーリーが存在しているのかによって規定されている。ある時代のある社会を覆っている支配的な物語、それが出来事を取捨選択させるのである。

そして、いったん物語ができあがると、切り捨てられた多くの出来事や経験はさらに背景に退いていく。「図」と「地」の関係でいえば、ある出来事や経験が「図」となって前景に浮かび上がってくるにつれて、他の出来事や経験は「地」となって背景のなかに埋没していくのである。しかし、それは埋没してはいるが、決して消え去ったわけではない。したがって、たとえば、「ユニークな結果はなかったか」と問われれば、それは意識の前景にのぼってくる。ホワイトらは、このようにして新しいナラティヴを引き出そうとする。

この方法は、「いま語られているナラティヴ」と「いまだ語られていないナラティヴ」という二つのナラティヴに注意を向け、前者から後者への「移行」を果たそうとする実践である点で共通している。

まさしく、ナラティヴ・アプローチとして括られるゆえんである。しかし、「いま語られているナラティヴ」と「いまだ語られていないナラティヴ」をそれぞれどのような特徴をもつものとしてとらえ、また、何を手がかりに前者から後者への移行を果たそうとするのかという点で三者は異なる。次にその違いをみてみよう。

2 三つの場所

通常のナラティヴ

「いま語られているナラティヴ」の特徴をどうとらえるかは、三者で微妙に異なっている。ホワイトらは、これを「問題の染みこんだストーリー」としてとらえる。この表現に明らかなように、通常のナラティヴには「問題」が染みこんでいること、それがなかなか分離できないことに着目する。そして、そのように「問題」を染みこませてしまったのは誰かといえば、クライエントとその家族（およびそれをとりまくひとびと）である。彼らの「問題」解決の努力が「問題」を存続させている。

一方、グーリシャンらは、主として専門家が専門知識を使って診断したり定義したりすることによって、ナラティヴに一定の型がはめられてしまうことに着目する。したがって、それは「専門家のナラティヴ」「専門知によるナラティヴ」、あるいは「専門知に影響されたナラティヴ」といいかえることができる。

アンデルセンらも、「専門家同士の間で発展していくナラティヴ」に着目する。専門家のナラティヴに着目する点ではグーリシャンらと共通するが、異なるのは、専門家「同士」という点である。専門家個人ではなく、専門家同士の間で構成され共有されていく「現実」に着目するのである。

つまり、ホワイトらは主として「クライエント家族内」のコミュニケーションに着目し、グーリシャンは「専門家とクライエント」のコミュニケーションに着目し、アンデルセンは「専門家同士」のコミュニケーションに着目している。こうして、「通常のナラティヴ」が発生し、そして、動かしがたいものになっていく場面として、すくなくとも三つの異なる場面があることがわかる。

病いの意味との関係

ここで、この三つの場面を、クラインマンの「病いの四つの意味」の議論と重ねあわせてみよう。第3章で述べたように、クラインマンは病いには四つの意味があることを示したが（五四ページ）、それらは同時に、病いの意味が発生する四つの場所を示していた。

第一の意味は「症状自体の表面的な意味」であり、「特定の時代や文化を超えた人間社会」というきわめて広範囲な場所を指している。

第二の意味は、「文化的に際だった特徴をもつ意味」であり、もう少し限定された「特定の時代の特

表 2　三つの方法が着目する場所

	❶個人の内部	❷人間関係	❸特定の社会	❹人間社会一般
ホワイト		○	○	
グーリシャン	○			
アンデルセン		○		

定の社会」を指している。

第三の意味は、「個人的経験に基づく意味」であり、文字どおり「個人の内部」を指している。

第四の意味は、「病いを説明しようとして生ずる意味」であり、これは、「個人をとりまく人間関係」を指している。

これらを規模の小さい順に並べ替えると、病いの意味の発生する場所は、①「個人の内部」、②「ある個人をとりまく人間関係」、③「特定の時代の特定の社会」、④「人間社会一般」、ということになる。

このうち、ホワイトらは、②の「ある個人をとりまく人間関係」に焦点を合わせている。家族のさまざまな努力が「問題の染みこんだストーリー」をつくりあげていく過程に着目するからである。同時に、ホワイトらは、ドミナント・ストーリーという概念で、③の「特定の時代の特定の社会」にも焦点をあわせている。「問題を特定し解決すべし」という現代の支配的なストーリーが「問題の染みこんだストーリー」をより強固なものにしているからである。

一方、グーリシャンは、主として①の「個人の内部」に焦点を合わせている。セラピストが「無知の姿勢」をとるとき、クライエントは、「いまだ語られなかったストーリー」を語り出す。クライエントの内部にあって、それまで物語の一部として選ばれなかった出来事に光が当たるようになる。このときグーリシャンは、「個人の内部」という場所で新しい意味が発生するのを援助している。

最後に、アンデルセンは、②の「ある個人をとりまく人間関係」に焦点を合わせている。クライエント家族とセラピスト・チーム、および「少女ブリタ」の事例でいえば学校関係者など、クライエントをとりまく人間関係のなかで発生し存続する意味に焦点を合わせている。これを図示すると表2のようになる。

もちろん、この図式化は、三つの方法のそれぞれが「主として」焦点を合わせている「場所」を示したものであり、それ以外の「場所」に注意を払っていないというわけではない。とくに、①「個人の内部」は、すべてのセラピーにとって共通の場所ということもできる。しかし、三者の主たる焦点の違いを理解するのに参考になるはずである。

なお、ここで、④「人間社会一般」に焦点を合わせるものがないが、これはある意味で当然のことであろう。時代を超えて人間が一般に共有している「意味」に揺さぶりをかけることはもっとも困難だからである。それに比べれば、①、②、③は相対的に揺さぶりをかけやすい場所であるといえる。

3 三つの手がかり

新しいナラティヴ

次に、「いまだ語られていないナラティヴ」をどう引き出すかの違いをみてみよう。ホワイトらは、「ユニークな結果」に着目し、グーリシャンらは「無知の姿勢」をとり、アンデルセンは「リフレクティング・チーム」を実践する。

ホワイトらは、さきほども述べたとおり、「問題の染みこんだストーリー」の外側にはかならず汲み残された「生きられた経験」が存在すると考える。しかし、それをなかなか語れないのは、ある時代の「ドミナント・ストーリー」がそれを抑え込んでいるからである。これは、「物語の制約作用」として論じたことでもある。しかし、「ユニークな結果」に着目すればそれを語り始めることができる。ホワイトらは、「ユニークな結果」を手がかりに、新しいナラティヴを引き出そうとする。

一方、グーリシャンらは、専門家によって定義されたナラティヴ、あるいは専門知に影響されたナラティヴから脱出するために、「無知の姿勢」をとる。こうすることで、専門知に影響されない「いまだ語られなかったストーリー」を引き出そうとする。あるストーリーを語ることが、別のストーリーを語る可能性を奪っていると考える点では、ホワイトらと認識を共有している。しかし、その別のストーリーは、専門的な定義や解釈を控えた「無知の姿勢」によって引き出されてくると考える点でホワイトらと異なる。

つまり、ホワイトらが、ナラティヴは一般にドミナント・ストーリーに影響されてできあがるという「形式的構造」に着目するのに対し、グーリシャンらは、ナラティヴが語り手と聞き手の相互作用によって成り立つという「コミュニケーション過程」に着目する。聞き手のありようがナラティヴのありようを規定するという点に着目するのである。

一方、アンデルセンは、「いまだ語られないナラティヴ」を、通常のセラピーの構造を変えることによって引き出そうとする。「面接室と観察室」「表と裏」という空間的な構造が、それぞれの場にふさわしいナラティヴを生み出している。したがって、その空間的構造を変えればナラティヴも変わる。「面接室と観察室」の関係を逆転させたり、「面接室と観察室」にいるメンバーの組みあわせを変えてしまえば、それぞれの場面で「いまだ語られないナラティヴ」が生まれる可能性がひろがる。アンデルセンは、ナラティヴにはそれを生み出す特定の空間的構造があり、それが特定の「語り手と聞き手のメンバーシップ」を境界づけていることに着目している。

三つの要素

ホワイトらはナラティヴの「形式的構造」に、グーリシャンらはその「コミュニケーション過程」に、アンデルセンはその「空間的構造」と「メンバーシップ」に着目して、それぞれ別の角度から、

表 3　三つの方法の特徴

	変化の手がかり	ナラティヴの要素
ホワイト	ユニークな結果	形式的構造
グーリシャン	無知の姿勢	コミュニケーション過程
アンデルセン	リフレクティング・チーム	メンバーシップ

「いまだ語られないナラティヴ」を引き出そうとしている。

このように考えると，三つの方法は，ナラティヴを方向付ける三つの要素を示すものとして理解することができる。「形式的構造」「コミュニケーション過程」「メンバーシップ」である。これらは次のように定式化できる。

①ナラティヴは，ドミナント・ストーリーによって方向付けられる。
②ナラティヴは，聞き手の姿勢によって方向付けられる。
③ナラティヴは，語り手と聞き手のメンバーシップによって方向付けられる。

①は，ナラティヴが一般にその時代の支配的な物語に影響されるという特徴を示しており，文学理論や言語理論の領域と関連が深い問題である。②は，ナラティヴが語ることと聞くことによって成り立つものであること，語り手と聞き手の共同作業の産物であることに着目する点でコミュニケーション論の領域に属する。③もまた，ナラティヴが，語り手と聞き手の共同作業の産物であることに着目する点でコミュニケーション論の領域に属するが，一対一のコミュニケーションではなく，グループ対グループのコミュニケーションに着目する点で，より広範な社会過

程論に関連するものとなっている。

また、②と③の違いは、同じコミュニケーション論に属しながらも、②が「個人の姿勢」に着目するのに対し、③が「集団の構造」に着目するものである点にある。集団がどのように区分けされるかによって、そこで発生するナラティヴのありようは変わってくる。どんなメンバーで語りあうかによって、ナラティヴは変わるのである。

こうして、わたしたちは、ナラティヴというものの成り立ちについて、三つの角度から光を当てることができた。ナラティヴは一般に、時代の支配的な物語に影響されるという特徴をもっている。それが①である。一方、ナラティヴは真空の世界に浮遊しているわけではない。それはかならず、語り手と聞き手のいる具体的場面で発生する。したがって、その場面のありようによってさまざまなかたちをとる。そのことが②と③で示されている。

つまり、ナラティヴが具体的にどういうかたちをとるかは、すくなくともこの三つの要素に規定されている。だから、そのいずれかの条件設定を変えることで、ナラティヴは変化する可能性をもっている。ホワイト、グーリシャン、アンデルセンは、それぞれ別の条件に狙いをつけて、ナラティヴの変化を生み出そうとしている。これらは表3のように示すことができる。

4 権力の問題

権力とは

もうひとつ、三つの方法を比較するうえで避けて通れないのが、「権力」の問題である。「権力」というと、「国家権力」とか「警察権力」とか、何か大がかりでハードなものを思い浮かべるかもしれないが、ここで問題にしているのは、もっと身近でソフトなもの、「ひとびとを何かに従わせる力」という意味である。

この「権力」という概念を明示的に使っているのは、ホワイト&エプストンだけである。彼らは、M・フーコー〔Foucault, 1976, 1980〕の「権力」概念を引用して、「言説に内在する権力」を問題にする。ある言葉やその用法が、ひとびとの思考や行動を方向付け制約していることに注意をはらう。それを一言であらわすのが、「ドミナント・ストーリー」という概念である。ある時代、ある社会において、あまりに当然で疑うことのできないような言説、それこそが、わたしたちを支配している。

たとえば、「男は男らしく」とか、「女は女らしく」という言葉は、一昔前まで、そう言われるとそれ以上反論できない当たり前の言説だった。フェミニズムが浸透したいまでは、それはきわめて性差別的なものの言い方であると反論することができる。しかし、かつてはそうではなかった。このように言われると、「もっと男らしくならねば」とか「もっと女らしくならねば」というふうに自分で自分をコントロールせざるをえなかった。という意味で、こうした言説は、ひとびとを一定の方向に誘導する「権力作用」を含む言説ということができる。

ただし、ここで誤解してほしくないのは、権力作用を含む言説はすべて悪であり告発されるべきだと言っているわけではない点である。あらゆる言説には程度の差こそあれ、ひとびとをなんらかの方向に誘導する作用、すなわち権力作用が含まれている。たとえば、「今日はいい天気だ」という一見何気ない言葉でさえも、それが発せられる状況によっては、「ぐずぐずしてないで外に出なさい」という意味になる。それらがすべて悪いわけではない。ここで注目すべきなのは、ある言葉や言説が「症状」や「問題」を生み出し、強化し、固定化するような役割を果たしている場合である。

言説に内在する権力

このような「権力作用」を含む言説にはさまざまなものがある。たとえば、ホワイトらの「スニーキー・プー」の事例では、「原因探し」の言説がそのような役割を果たしていた。それでは、グーリシャンやアンデルセンはこの問題をどのようにとらえているのだろうか。

グーリシャンは、「専門家が「問題」を特定する言説」に注目する。たとえば、妄想分裂病と診断されたある男は次のように語る。

「あなたたち専門家はいつも僕を調べようとする。僕と話しあう方法を探すのではなく、あなたたちにわかっていることを僕がわかるかどうか調べるんだ。「これは灰皿ですか」と、僕がわかるかどうか調べるんだ。まるで、あなたたちにわかることが僕にもわかるかどうか試したいかのように。……しかし、それは僕をいっそう怯えさせ不安にさせるだけだった」

グーリシャンもまた、専門家のナラティヴをある種の「権力作用」を含むものとしてとらえていることがわかる。「権力」とか「権力作用」という言葉は使わないが、それが、ひとを「怯えさせ不安にさせる」ものであることに着目している。

また、「無知の姿勢」と「知者の姿勢」という対比もこのことと深く関連している。「知者の姿勢」はクライエントの世界を「客観的に」描き出し、それを特定する。これはまさにひとびとを一定の方向へと向かわせる「権力」にほかならない。「専門知」には「権力」が内在している。

一方、アンデルセンもまた、「権力」という言葉こそ使わないが、それと同様の視点に立っている。そのことは、「観察する側」と「観察される側」という区分を取り払うことのなかに端的にあらわれている。「観察する側」は「観察される側」に対してつねに優位に立つ。なぜなら、「観察する側」は決して「観察されない」構造になっているからである。観察されなければ、批判されることもない。観察室と面接室という装置はまさに「権力」を発動するための装置なのだといえる。

また、アンデルセンは、「専門家同士の会話」のもつさまざまな特徴をあげているが、これらも、専門家がもつ「権力」と深く関係している。たとえば、「断定的な言い方」は文字どおり、専門家のもつ「権力」の表現にほかならないし、「患者に失礼な表現」も、専門家とクライエントの非対称的な関係、ワンナップ・ワンダウンの関係のなかで正当化されるナラティヴである。そして、「専門用語の使用」はクライエントの世界を一方的に切り取る主要な装置となる。これら専門家特有のナラティヴが、クライエントを一定の方向に向かわせる作用をもつからこそ、それらをすべて放棄する実践が試みられたのである。

つまり、ホワイト、グーリシャン、アンデルセンの三者とも、「言説に内在する権力」に敏感になり、それをいかにして無効にするかということを重視する点で共通している。違いは、ホワイトらがある時代のある社会を覆っているドミナント・ストーリー、たとえば、性差別や人種差別などに含まれる権力性に照準を合わせるのに対し、グーリシャンやアンデルセンは、専門家や専門知のもつ権力性に照準を合わせる点にある。

対等ということ

いずれにせよ、「権力作用」に敏感になり、それを突破するためには、セラピストとクライエントが対等なポジションに立つことが不可欠の前提となる。セラピストとクライエントが、ワンナップ・ワンダウンの関係を維持したままでは、結局のところ、ワンナップの位置にいるセラピストの言説が支配的な言説となってしまうからである。

これを、もっとも徹底的に実践したのがグーリシャンだったといえるだろう。あらゆる専門知を用いない「無知の姿勢」は、自らの言説のなかに「権力」を内在させないようにするための究極の方法といえるかもしれない。また、アンデルセンの「リフレクティング・チーム」も、専門家とクライエントの「観察者 - 被観察者」という権力関係を解体するための見事な装置であるといえる。

これに対して、ホワイトらの実践には、そのような工夫が見えないと思われるかもしれない。また、ンナップのポジションに立っているからこそできる質問のようにも見える。

たしかに、ホワイトらの実践にはそのような側面がある。グーリシャンやアンデルセンに比べれば、セラピストの側がワ ポジションの対等性が低い場面がある。ただし、このような質問によってあらわれてきた新しいナラティヴをどのように発展させていくか、新しいナラティヴの中味をどうするかは、クライエントの側に任されている点では同じである。

新しいナラティヴを引き出すきっかけのところで、ホワイトらはたしかにワンアップの位置にいる。しかし、その後は、クライエントを誘導するのではなく、ともに新しいナラティヴを発展させていく。彼らが好んで使う表現を用いれば、セラピストが一方的にクライエントのナラティヴを書き換えるのではなく、新しいナラティヴの「共著者」になるのである。

したがって、それは、最初のスタートをどのように切るかに関する限定的なワンナップ・ポジションだということができる。このように考えれば、グーリシャンの「無知の姿勢」も、アンデルセンの「リフレクティング・チーム」も同様に、最初にクライエントを迎えるときの姿勢やセッティングをあらかじめセラピストが用意しているという点で、同様に「ワンナップ・ポジション」に立っているという言い方もできる。

いずれにせよ、ここで重要なのは、「いま語られているナラティヴ」に含まれる「権力作用」を無効にして、「いまだ語られていないナラティヴ」を手に入れることである。この「いまだ語られていないナラティヴ」を専門家が用意してしまえば、それは、もうひとつのドミナント・ストーリーを押し付けたことになってしまう。

したがって、オルタナティブ・ストーリーは、かならず、クライエント自身の手で書き進められなければならない。セラピストは、新しいナラティヴの誕生を見守り応援はするが、その中味は問わない。三つの方法はこの点でも共通している。

第8章

新しい専門性

1　三つの専門性

「正解」のない専門性

これまでみてきたように、ナラティヴ・アプローチの実践は、従来の臨床実践の前提を根本からくつがえすような主張を含んでいる。なかでも、もっとも印象的なのは、従来の専門家の役割や専門性が否定され相対化されてしまう点であろう。専門家は一体何をすればよいのか、また、ナラティヴ・アプローチにおける専門性とは一体どういうものなのか、こうした疑問がわいてくる。

一方で、ナラティヴ・アプローチはたしかに斬新な発想だが、これと似たような発想はいままでもあったのではないかという疑問をもつひともいるであろう。あるいは、これらと似たことはすでにおこなわれていたが、ただここまで徹底していなかっただけだと思うひともいるかもしれない。ここではこれらの問題を検討するが、その前に、ナラティヴ・アプローチがどのような新しい専門性を提起しているのかをもう一度整理しておくことにしよう。

まず、ホワイトとエプストンが提起するのは、「問題」を外在化し、そして、「ユニークな結果」を引き出すような質問をおこなうことである。これらは、通常、「問題」は内在化されがちであること、また、「問題」と「問題の影響」が分離されずにごちゃ混ぜになりがちであるといった「専門知識」に基づいている。また、それらをうまく引き出すには質問の仕方に工夫が必要となる点で、まさに「専門的技法」と呼びうるものである。ここまでは、従来の専門性の概念がそのままあてはまると考えることができる。

次に、「ユニークな結果」を素材に「オルタナティブ・ストーリー」を書き進めるわけだが、このとき、セラピストがその作業をリードすることはない。どのように書き進めるかはクライエント本人に任されており、それが具体的にどのようなものになるのかはわからない。セラピストはただその書き換え作業を見守りながら、会話と手紙や認定書などを使って、書き換えられた結果を確認し共有するという役割に徹する。セラピストが、新しいストーリーの筋立てを指示したり、誘導したりはしないのである。

おそらく、この点が、従来の多くの実践と異なる点であるといえる。「従来の実践」と一口で言うのはきわめて乱暴な言い方なのだが、あえて単純化していえば、それらの多くは、専門家は「問題」の原因を知っており、それを取り除いたり弱めたりすることによってひとつの正解にたどりつく、という暗黙の前提を共有している。いわゆる「機械モデル」、あるいは、「有機体モデル」である。

しかし、ホワイトらの「テクスト・モデル」に「正解」はない。そもそも、「問題」は人生というテクストをある特定の「読み方」で読んでしまったこと、あるいは、読まされてしまったことによって生じている。したがって、別の読み方ができれば、「問題」は「問題」ではなくなる。ただし、その別の読み方は多様であって、ひとつの正しい読み方があるわけではない。オルタナティブ・ストーリーとは、文字どおり、「もうひとつの」ストーリーであって、「ただひとつの」ストーリーではない。読み方に「正解」はなく、それは多様な可能性に開かれている。

したがって、ホワイトらの専門性は、オルタナティブ・ストーリーの誕生を助けはするが、その中味を指示したり誘導したりしないという点で従来の専門性とは異なる特徴をもっている。

逆立ちした専門性

次に、グーリシャンとアンダーソンをみてみよう。彼らの「無知の姿勢」は、従来の専門性のもっとも対極にあるものといえる。専門知識や理論によって、クライエントの「問題」を分析して解決策を探るという従来の一般的な方法が真っ向から否定される。そして、専門知識や理論を使わないといういわば「逆立ちした専門性」が提唱される。

専門知識や理論に頼らずに、クライエントの話を聞くことはたいへん難しいことである。普通わたしたちは、さまざまな知識や理論を総動員して、なんとか事態をわかろうとし、そして、「わかった気」になってしまう。そうしたわかり方をしない聞き方というのはすぐには想像しにくい。この意味で、「無知の姿勢」はすぐには真似のできない高度の専門性であるといえる。

また、会話の方向を専門家がリードしないという点も、ホワイトらと共通の特徴である。とくに、グーリシャンらの場合、「いまだ語られていない物語」を語ることに純粋に焦点づけられているぶん、ホワイトら以上に会話の方向性が定めにくい。ホワイトらには、「ユニークな結果」という素材から出発するという限定があるが、グーリシャンらにはそれすらない。したがって、どこから始まりどこに向かうのかわからない会話に耐えうる専門性が要求される。

アンデルセンもまた、客観的観察者としての専門家という通常のイメージを変える。リフレクティング・チームによって、専門家は、「観察者」という役割から「被観察者」という役割へと移行する。しかも、それが何度も繰り返され、また、観察者チームと被観察者チームのメンバーの組みあわせも変わる。こうして専門家の優位性は、空間的、構造的に否定される。これもまた「逆立ちした専門性」ということができる。

それでは、彼らの専門性はどこにあるのかといえば、ひとつは、このような空間的構造を用意する点にある。通常、専門家のもとを訪れるひとが得られないような経験、専門家を観察するという経験、専門家とともに語りあうという経験がそこで得られる。こうしたセッティング自体がひとつの新しい専門性を表現している。

もうひとつは、こうした構造のなかでおこなわれる対等な立場での会話である。一方が他方を指導したり助言したりするのではない会話、断定的でない会話、専門用語を使わない会話、そうした平等性が相互の深い傾聴の姿勢のなかで展開する。これもまた、他のセッティングでは実現しにくいひとつの専門性ということができる。それはまた、ホワイトやグーリシャン同様、会話の方向をリードしないという専門性でもある。

つまり、三者はそれぞれ、クライエントとかかわる最初の段階で、従来の専門性がもっていた特徴を否定する独自の方法を用いる。ホワイトらは「外在化」をおこない、グーリシャンらは「無知の姿勢」をとり、アンデルセンは、「観察される側」に回る。

しかし、その後の会話においては、三者には共通する専門性がある。会話の内容や方向を専門家がリードせずに、自由な会話、自由なナラティヴを発展させていくという点である。最終的にどんなストーリーに行き着くのかはわからない。しかし、どんな内容であれ、「いまだ語られなかったストーリー」が語られることが目指される。この点で、三者の専門性は共通している。

2 傾聴と共感

ロジャーズ

ナラティヴ・アプローチは以上のような独自の専門性をもっているが、具体的な実践としては、従来から主張されてきた専門性とよく似ているように見える部分がある。そのひとつが、「傾聴と共感」という姿勢である。

カウンセリング、および心理療法の多くの理論において、「傾聴と共感」は臨床家の基本的姿勢とされてきた。ナラティヴ・アプローチにおいてもこのことは基本的にあてはまる。あてはまるどころか、とくにグーリシャンらの実践は、専門知識による分析や解釈を控える点で、これをより徹底させたものということができる。

また、アンデルセンらも、リフレクティング・チームの実践によって、「以前よりもクライエントの話をよく聴くようになった、傾聴するようになった」と述べている。リフレクティング・チームもまた、傾聴という実践をより効果的におこなうためのひとつの工夫であるといえる。

このような意味での傾聴と共感は、たしかに、あらゆる臨床実践に共通する基本的前提といえる。それなしには、専門家とクライエントの間に信頼関係は生まれず、したがって、相互に何かを伝えあうこと自体が困難になってしまうからである。当然のことながら、ナラティヴ・アプローチもこの意味での傾聴と共感の原則は共有している。しかし、そこから先が異なってくる。その違いを、傾聴と共感の原則をもっとも強調する立場のひとつであるロジャーズの理論と比べてみることにしよう［Anderson, 2001, 野口, 2001］。

ロジャーズは、「傾聴」からさらに一歩進んで「非指示的」という方法を考案した。それは文字どおり、クライエントに対して指示をしない、アドバイスをしないことを意味する。いくら傾聴をしても、傾聴した後になんらかの指示をしてしまえば、それは結局のところ「指示的」になってしまう。「非指示的」であるとは、最後まで傾聴しつづけること、傾聴以外のことをしないことを意味する。

それでは、ロジャーズにとってなぜ、このような「非指示的」な姿勢が大切だったのか。それは、傾聴することによって、クライエントが自己の核心部分を見つけ、自己を理解することができ、そして、パーソナリティの成長が起こると考えたからである。

つまり、ロジャーズの「傾聴」は、クライエントが自己の姿を描き出し、それを理解し、成長していくためのキャンバスのような役割を果たしている。クライエントのそうした作業を可能にするためには、キャンバスにあらかじめ線が引いてあったり図が描かれたりしていてはいけない。傾聴は、「真っ白な」キャンバスをクライエントに提供するための条件と考えられたのである。

何のための傾聴と共感か

このような考え方は、たしかに、グーリシャンらの「無知の姿勢」と一見似ているように見える。しかし、いくつかの点で決定的に異なっている。

その第一は、ロジャーズが「自己の核心」を発見することを大切にするのに対し、ナラティヴ・アプローチでは「自己の核心」という存在を想定しない点である。何度も述べたように、社会構成主義、およびテクスト・アナロジーにおいて、「自己」とは、そのつど、社会関係のなかで構成されていく存在であり、そこに不変の「核心」は存在しない。したがって、それを「発見」することもできない。

第二に、ロジャーズは、「パーソナリティの成長」を最終的な目標に置くのに対し、ナラティヴ・アプローチではそれを目標としない。そもそも、ナラティヴ・アプローチでは、「パーソナリティ」という概念自体を使わないのだが、それ以上に重要なのは「成長」という概念である。「成長」という言葉は、変化のプロセスに一定の望ましいコースがあることを想定している。しかし、ナラティヴ・アプローチの立場からは、そのような一定の望ましいコースを想定することはできない。何が望ましいのかもまた、具体的な社会関係のなかでそのつど取り決めていくしかないのであって、普遍的にあてはまるような「成長」の過程があるわけではない。したがって、パーソナリティが「成長」したといえるのかどうかは誰にも判断できないということになる。

第三に、以上の二点と関連して、セラピストの役割が異なってくる。ロジャーズは自らの役割を「同伴者 companion」と位置付けるが、グーリシャンらは「会話相手 conversation partner」と位置付ける。ロジャーズにとって、セラピストとは、クライエントのパーソナリティが変化していく「旅」の同伴者であった。一方、グーリシャンらは、会話の相手として、「いまだ語られなかった物語」を共同で探索する。また、ホワイトらは、「共著者 co-author」として、「オルタナティブ・ストーリー」を書き進めていく。

ようするに、ロジャーズがいまある何か（たとえばパーソナリティ）を変化させ成長させる作業にかかわろうとするのに対し、ナラティヴ・アプローチは、新しい何かを生み出し、つくり上げる作業にかかわろうとする。ロジャーズは変化や成長を促進する役割を果たそうとし、ナラティヴ・セラピストは、何かをともに創造する役割を果たそうとする。ここにセラピストの位置付けの大きな違いがある。

つまり、同じ「傾聴と共感」というかたちをとるとしても、何のための「傾聴と共感」なのかが違う。ロジャーズは、「自己の核心」を発見するため、そして、「パーソナリティの成長」を促すためにそれをおこない、ナラティヴ・アプローチでは、「いまだ語られなかった物語」を語るためにそれをおこなう。両者は、最終的に目指すものが違う。ロジャーズは、「いますでにあるものの変化」を目指し、ナラティヴ・アプローチは、「いまはないものの創造」、あるいは「共同制作」を目指す。こうして、「傾聴」の仕方、「共感」の仕方に微妙な違いが生まれてくる。

ロジャーズの「非指示的」というアイデアは、クライエント自身のもっている力に信頼をおき、その力を存分に発揮できるような環境を用意することにセラピストは徹するべきであるという主張を含んでいる。それはたしかに、専門家の指示によってクライエントが変化していくという従来の専門家モデルに対して、大きく異議を唱えるものであった。しかし、ロジャーズは、人間のパーソナリティには「望ましい成長過程」があり、そのことを専門家が知っているという専門知までは放棄しなかった。だからこそ専門家は、その成長過程を見守るという役割、「同伴者」という役割をとることになった。

これに対して、ナラティヴ・アプローチは、そうした「望ましい成長過程」という専門知をも放棄する。そうした専門知がひとを「正常な過程にあるひと」と「異常な過程にあるひと」に分類し、それが「問題の染みこんだストーリー」をつくり上げていくと考えたからである。したがって、「専門知」に頼ることはもはやできない。こうして、新しい物語をともにつくり上げていくという専門家の役割が生まれる。何かが変わるのを待つのではなく、何かを共同で生み出すこと、共同制作者という新しい専門性が生まれたのである。

3 物語の再構成

アダルト・チルドレンの物語

ナラティヴ・アプローチと一見似ているもので、もうひとつ検討しておかなければならないのが、「アダルト・チルドレン」や「トラウマ」に関する最近の議論である。

アダルト・チルドレンは、もともと、アルコール依存症の臨床から出てきた言葉だが、いまは一般に、「機能不全家族で育って大人になったひとたち」という意味で使われている。これらの臨床においても、自分たちのつらかった人生の物語を隠すことなく語りあい、その物語を共有すること、自分で自分の物語を承認していくことの重要性が主張されている。つまり、自己を語ることがそのまま回復につながっていくという点で、ナラティヴ・アプローチと共通の視点に立つものといえる。

また、トラウマからの回復においても同様に、過去の経験や出来事を語ることの重要性が指摘され、グループで、あるいは個人療法の場面で、「いまだ語られなかった物語」が語られる。これもまた、自己を語ることが回復を導くと考える点で、ナラティヴ・アプローチと視点を共有している。

したがって、これらの臨床を、ナラティヴ・アプローチの一部、あるいは、出自は異なるが同種のアプローチとして括ることもできる。実際、これらの臨床家のなかには、ナラティヴ・アプローチを積極的に取り入れようとするひとたちもいる。しかしこのような類似性にもかかわらず、一歩違えば、かなり違うものになってしまうことにも注意が必要である。

その一歩の違いとは、「家族内の過去の経験」や「トラウマをもたらした出来事」、あるいは「トラウマそのもの」をどのようなものとしてとらえるかにある。

たとえば、子供の頃、父親の暴力に怯えながら毎日を過ごしていたという経験が語られ、そこにいまの自分の「生きづらさ」の原因があるという物語が語られたとする。もちろん、これ自体、そのひとにとって切実でリアルな物語であることは間違いないし、このように語ることによって、そのひとの人生が混沌とした状態から脱してひとつの一貫した意味をもつようになることも間違いない。

しかし、一方で、このような物語はあまりに明快すぎて、そのひとのさまざまな「問題」をすべて「親との葛藤」という原因に帰着させてしまう可能性がある。一時期、アダルト・チルドレンに対して向けられた批判、「なんでもかんでも親のせいにする」という批判に通じる問題である。たしかに、そう語ることで、さまざまな「問題」に説明をつけることはできる。しかしそれは、自分の人生のさまざまな経験をひとつの定型的な物語のなかに放り込んでいるだけであるともいえる。

もともと、物語には人生を制約する作用があることはすでに述べた。いったん、ひとつの物語ができあがると、さまざまな経験がそこに引き寄せられて解釈されるようになる。また、そうすることで、その物語はますます強固になり信憑性を増していく。しかし、それは見方を変えれば、ひとつの「ドミナント・ストーリー」に支配されていくことともいえるのである。

それでも、混沌として説明がつかない人生をおくっているよりは、一貫した説明が与えられるほうがよい、人生の「見通し」がよくなるという意味で一歩前進なのだということもできよう。しかし、問題はその先にある。このような物語への回収作業をいくら重ねても、その物語からの脱出の糸口が見つかるわけではないからである。

つまり、物語ができあがることはひとつの通過点にすぎない。その後で、それをさらにどういう物語に発展させられるかが次の重要な課題となる。そうでなければ、これから先の人生のすべてが、単に過去のつらい経験の延長上の出来事になってしまう。過去の経験に呪縛された人生という物語になってしまう。それはまさに、「問題の染みこんだストーリー」を生きることを意味する。

そこから脱出するためには、自分のこれまでのさまざまな経験を含みながら、なおかつ、それだけに限定されない新しい物語をつくらねばならない。もし、アダルト・チルドレンの物語やトラウマの物語が、そうしたプロセスの一環としてとらえられるならば、それはナラティヴ・アプローチと実質的に同じことをしているといえよう。しかし、「問題の染みこんだストーリー」をただ再生産しているだけならば、それは、ナラティヴ・アプローチと「似て非なるもの」ということになる。

本質主義と構成主義

それではなぜ、「問題の染みこんだストーリー」を再生産するだけということがしばしば起こるのだろうか。この背景には、実は大きな認識論的な問題がある。それは、ある過去の経験をそのひとの人生を規定する本質的な要因としてとらえるのか、それとも、その経験をめぐる物語が問題であるととらえるのかという違いである。

アダルト・チルドレンの物語やトラウマの物語は、ある具体的な過去の経験がそのひとの現在の問題を生みだしているという説明形式をとる。この場合、ある過去の経験は、現在を説明する「本質的な要因」と考えられている。一方、ナラティヴ・アプローチでは、過去の経験は現在の物語を構成するひとつの素材にすぎず、物語が変わればその素材の意味も変わると考える。したがってそれは、「本質的な要因」ではなく、「物語を構成するひとつの素材」にほかならない。

もちろん、ひとつの素材といっても、それが現実にきわめて大きな影響力をもってきたことを否定するわけではない。しかし、だからといって、それが「本質的な要因」だと考える必要もない。どんなに大きな影響力をもってきた経験も、その影響力の大きさを裏付けるような物語とセットになってはじめてその大きな影響力を維持できる。したがって、物語の文脈が変われば、その影響力も変わってくる。そう考えるのが、ナラティヴ・アプローチであり、テクスト・アナロジーなのである。

このように考えると、「問題の染みこんだストーリー」を再生産するのか、そこから脱出するのかは、現実の成り立ちをどうとらえるかに深くかかわっていることがわかる。現実を、ある本質的な要因に規定されたものとしてとらえるのか、それとも、社会的に構成されたものとしてとらえるのかの違いである。前者は「本質主義」、後者は「構成主義」と呼ばれる。この立場の違いが、その後の物語の展開に大きな違いをもたらす。

本質主義は、何かを本質ととらえることで明快な説明を与えることができる反面、その本質から離れて議論を展開できなくなる。一方、構成主義はあらゆる現象を社会的に構成されたものととらえる点で明快さには欠ける面があるが、逆にそれを再構成する可能性に開かれている。あらゆる現象は社会的に構成されている。だとすれば、それは社会的に再構成できるはずである。ナラティヴ・アプローチはこの可能性に賭ける。

「物語」と「語り」に注目するアプローチは今後も増えていくことが予想される。しかし、そうした表面的な類似性にもかかわらず、本質主義の立場に立つか、構成主義の立場に立つかで、その後の展開は大きく変わってくる。この点に注意する必要がある。

4 構成主義は徹底できるか

構成主義の不安

以上、ナラティヴ・アプローチと、それと一見よく似ている臨床実践との違いをみてきた。そのもっとも大きな違いは、社会構成主義の立場に立つかどうか、それをどこまで徹底させるかどうかにあるといえる。しかし、社会構成主義の立場に立つこと、それを徹底させることにどこか違和感を覚えるひともいるのではないだろうか。本当にその立場を貫き通せるものなのだろうか。この問題を最後に検討しておこう。

最初の疑問は、本質主義を捨て去ることの不安をあらわしている。通常わたしたちは、なんらかの問題に直面したとき、原因探しを始める。それはまさしく、「本質的な要因」が存在するという信念、すなわち、「本質主義」の立場を意味している。したがって、「構成主義」をいくら頭で理解しても、長年の間に身に付いた「本質主義」を捨て去ることはたしかに難しい。

しかし、ナラティヴ・アプローチは、本質主義をすべて捨て去るべきだと主張しているわけではない。セラピーやケアという場面で、本質主義に立つことが「問題」を固定化したり増幅したりすることがあり、そのような場面でなおも本質主義に固執することの弊害や限界を指摘しているのである。専門家が本質主義の立場からクライエントにかかわるときに生じてしまう問題について、ナラティヴ・アプローチは新しい見方とかかわり方を提案する。そのような新しい視点を手に入れることは、セラピーやケアの幅や奥行きをより豊かなものにしてくれるはずである。

もうひとつの疑問、構成主義を貫き通せないのではないかという疑問も、ある意味で当然の疑問である。ナラティヴ・アプローチは、たしかに、どこに向かうかわからない不安をもたらす面がある。セラピストがそのような不安に耐えられずに、明確な原因や明確な目標をつい示したくなってしまうのではないか。また、クライエントのほうも、そうした明確な説明や指示を求めているのではないか。そのような場合、構成主義の立場を最後まで貫き通せなくなるのではないかという疑問がわいてくる。

たしかに、本質主義になじんできたわれわれにとって、構成主義の立場に立ちつづけることはかなり難しいことといえるだろう。しかし、だからといって、本質主義に立ち戻ってもよいということにはならない。さきほども述べたように、要は、その場面で、本質主義が「問題」を生み出しているかどうかにかかっている。専門家が本質主義の立場に立つことが「問題」を生み出し、膠着状態に陥っているのであれば、何があっても本質主義に逆戻りすることはできない。したがって、立場を徹底できるかどうかは、そこで起きている「問題」をどうとらえるかにかかっている。そのとらえ方しだいで徹底性もまた変わってくる。

専門家とクライエント

このように考えてもまだ、次のような疑問がありうる。たとえ専門家の側が構成主義の立場をどれだけ徹底させたとしても、クライエントの側はあいかわらず、本質主義の立場に立っているのではないかという疑問である。

たしかに、クライエントは構成主義などという言葉を聞いたことがないし、専門家がそれについてレクチャーするわけでもない。だから、ごく普通の常識的な考え方として、本質主義の立場に立っていると考えられる。それでよいのかという問題である。たとえば、セラピストの側がオルタナティブ・ストーリーを共同でつくり上げたと思っていても、クライエントの側は「自己の核心」を探り当てたとか、「パーソナリティの成長」が起きたと思っているということがあるかもしれない。

しかし、結論からいえば、そのようなことは考えにくい。もし、クライエントがそう思っているとすれば、それまでの会話のなかで、「自己の核心」とか、「パーソナリティの成長」とかいう言葉が何度も出てきたはずである。そして、そのことをめぐる会話のなかで、それらのもつ意味あいはすでに大きく変質しているはずである。もし変質していないとすれば、それは既成の物語に縛られているということであり、そのときは、ナラティヴ・アプローチは失敗したというべきであろう。あるいは、ナラティヴ・アプローチと似て非なるアプローチがなされたというべきであろう。

最後にもうひとつ、次のような疑問にも答えておこう。それは、ナラティヴ・アプローチが強調するセラピストとクライエントの平等性に関する問題である。ナラティヴ・アプローチは、セラピストとクライエントの平等性を主張する。セラピストが一方的に指導しないためのさまざまな工夫をする。そして、「会話相手」であり、「共著者」であることを大切にする。しかしそれらは結局のところ、専門家の「責任逃れ」なのではないのか、クライエントの自主性を尊重すると言いながら、結局、クライエントと「共犯関係」に立っているだけではないのかという疑問である。

「責任逃れ」とか「共犯関係」という言い方は、セラピーの結果、なにか不都合な事態が生じた場合に誰が責任をとるのかということを問題にしている。セラピストとクライエントの平等性を主張することは、なにかまずい事態が生じたときにその責任の半分はクライエントにあるという言い訳を可能にしてしまうという意味であろう。しかし、こういう言い訳は実はどんな形式のセラピーにおいても可能である。責任を少しでも軽くしようと思えば必然的にそういう言い方になるのであって、なにもナラティヴ・セラピーに特有の問題というわけではない。そうなるかどうかはセラピーの形式によるというよりも、そのセラピストがどんなひとなのかによるのではないだろうか。

以上のような疑問の背後にはおそらく、専門家がいわゆる専門家らしくふるまわないことへの深い違和感がある。だから、責任を果たさないとか、クライエントに責任を押しつけているという言い方になる。

平等であることは、もちろん、責任を平等に分けあうことである。しかし、それは、責任を逃れているわけではない。むしろ、専門家が一方的に責任を負うことと引き替えに、クライエントに対する優位な立場を確保するようなあり方自体が反省されている。「責任をもつから指示に従え」という関係自体が「問題」を生みだし固定化していくという反省に立っている。したがって、そのような関係を解消するためには、責任は平等に分け持たれなければならないのである。

以上のさまざまな疑問や違和感が示しているのは、専門家モデルの根強さと本質主義の根深さ、そして、この両者の結束の固さであるといえよう。専門家が専門知識に基づいて適切な判断をすること、「問題」にはかならず本質的な原因があること、そして、専門家であれば本質的な原因を探り出せること、この三つの信念が絡まりあい相互に補強しあっている。だから、これらの信念と矛盾する考え方には違和感や不信感がつきまとう。

しかし、ナラティヴ・アプローチが乗り越えようとしているのは、まさに、これらの信念なのである。このような信念こそが「問題」を引き起こし、「問題」をより強固なものにしてしまうことをナラティヴ・アプローチは主張する。したがって、それは、ナラティヴ・アプローチが必然的に突き当たらざるをえない壁であるともいえる。そのような根深い信念がもたらす「問題」についての理論と実践、それがナラティヴ・アプローチなのである。

第9章

ナラティヴ・コミュニティ

1 セルフヘルプ・グループ

ミーティング

前章では、ナラティヴ・アプローチと一見似ているものとの違いについてみてきたが、この章では逆に、ナラティヴ・アプローチとは名乗っていないが実質的に同じことをしているもの、同様の視点に立つものを探してみることにしよう。そのひとつの例が、セルフヘルプ・グループの実践のなかに見出される。

セルフヘルプ・グループは、同じ病気や問題をかかえたひとびとの自主的な集まりである。アルコール依存症者のＡＡ〔Alcoholics Anonymous〕や断酒会、あるいは、薬物依存症者のＮＡ〔Narcotics Anonymous〕など、アディクションの領域でよく知られているが、もちろん、この領域だけに限られるわけではない。とくにアメリカでは、精神医療、精神保健に関係するほとんどの問題に関して、なんらかのかたちのセルフヘルプ・グループが存在するといってよい。そして、それらの多くが、治療回復プログラムにおいて重要な役割を担っている。

セルフヘルプ・グループというと、同じ病気や問題をかかえるひと同士が集まり、情報交換をしたり、助言をしたりして、お互いに励ましあい、支えあっている様子を思い浮かべるかもしれない。もちろん、そのような活動を主とするグループもあるのだが、そのような直接的な助けあいを活動の中心にしないグループも数多くある。さきほど述べたＡＡやＮＡもそうした活動をしないタイプのグループである。

それでは一体何をするのかといえば、ミーティングを繰り返しおこなっている。ミーティングといっても、直接的な助言や励ましあいのためのミーティングではない。それは、「言いっぱなしの聞きっぱなし」と呼ばれる独特のルールをもっている。

参加者は、円形になってお互い向き合い、あるテーマに関して順番に発言していく。テーマといってもなにも難しいテーマではなく、ごく身近なテーマがそのときどきに選ばれる。それはたとえば、「家族」であったり、「友達」であったり、「仕事」であったりする。「今日一日」ということもある。要は、話のとっかかりが与えられると考えればよい。そして、発言の時間もまた自由である。ほんの一言でもかまわないし、時間の許す範囲でやや長い話をしてもよい。また、何も思い浮かばないときや話したくないときは「パス」してもよい。

ただし、誰かの発言に対して、意見を述べたり、感想を述べたりすることはできない。もちろん、特定の誰かに向かって質問することもできない。つまり、通常の会話やディスカッションをすることが禁じられているのである。ここに、このミーティングの最大の特徴がある。自分の順番が来たら、自分の話したいことを話す。そして、人が話しているときはそれにじっと耳を傾ける。しかし、そこで議論はしない。そういうシンプルなルールでミーティングは進んでいく。

このルールをはじめて聞いたひとは、一体これが何の役に立つのかと思うかもしれない。とても不自然で窮屈なルールだと思うかもしれない。実際、慣れるまでは不自然さと窮屈さを感じるひとがほとんどであろう。なぜ、せっかくの話に対して感想を述べたり、質問をしたりしてはいけないのか、これでは話が一向に深まらず、せっかくの話がもったいないように思える。しかし、ここに実はセルフヘルプ・グループの大きな秘密がある。

評価と査定のない空間

通常のわたしたちの会話は、質問をしたり、それに答えたり、感想を述べたり、それについて意見を言ったりしながら展開していく。しかし、ここではそれが禁じられている。なぜ、あえてそれを禁じなければならないのか。それは、通常の会話がもつ危険性に気づいているからである。

通常の会話は、たしかに、助言や励ましあいにとって有効な場合がある。しかし同時に、それは、相手を非難したり軽蔑したりすることにもなりかねないし、逆に、単なる自慢話になったり自信過剰になったりすることもある。ようするに、通常の会話にはかならず、その話し手に対するなんらかの評価が伴ってしまう。その評価によって気をよくすることもあれば、落ち込むこともある。怒りに震えることもある。

このような相互作用は、治療や回復にとって、プラスにもなればマイナスにもなる。プラスだけを手に入れようとすると、嘘やお世辞が入ってくるし、それを禁じると今度は相手を傷つけるようなマイナス面が出てくる。こうした弊害や危険性に気づけば、通常の会話をそのまま治療的場面に持ち込むことはできなくなる。

もちろん、セルフヘルプ・グループの「言いっぱなしの聞きっぱなし」という方式は、このような弊害を除くために論理的に考え出されたわけではない。しかし、結果的に、そのような弊害を見事にクリアするものとなっていた。そうなっていたからこそ、多くの回復者を出すことができ、この方式が定着していったのである。

ここでわたしたちは、直接の助言や励ましではないやり方が、結果的に、もっとも有効な助言や励ましになるという逆説に出会う。同時に、この方式は、ナラティヴ・アプローチのいくつかのやり方を思い起こさせる。意見を述べたり議論をしたりせずに、ただじっと耳を傾けるというやり方は、グーリシャンの「無知の姿勢」に似ているし、助言をする側とされる側という役割関係を固定しない点は、アンデルセンの「リフレクティング・チーム」を思い出させる。

セルフヘルプ・グループは、専門知による「問題」の定義を排し、また、専門家による「問題」の固定化を排し、専門家とクライエントという役割の固定化とそれによる「問題」の固定化を注意深く排除するような仕組みになっている。

さらに重要なのは、「語り方」に関しても限定がないという点である。相手から意見や感想や質問が来るという状況のもとでは、わたしたちはそのことを意識して、「突っ込まれないような」語り方をしてしまいがちである。また、相手を説得しようとしたり、相手から好意的な評価を得ようとすれば、やはりそれなりの語り方をしてしまう。つまり、通常の語りは、つねに他者からの評価と査定の視線にさらされている。逆にいえば、それを意識することで、「適切な語り」や「無難な語り」が生産されていく。語りに一定の枠がはめられていくのである。

そこで、セルフヘルプ・グループはこのような枠を取り払ってしまった。「評価と査定のない空間」

を用意したのである。こうして、「自由な語り」「いまだ語られなかった物語」を語ることができるようになった。それを可能にしたのが、「言いっぱなしの聞きっぱなし」という不思議なルールだったのである。

2 フェミニスト・セラピー

共通点

ナラティヴ・アプローチと共通する視点をもつものとして、もうひとつふれておかなければならないのが、フェミニスト・セラピーである。

フェミニスト・セラピーは文字どおり、フェミニズムの立場からなされるセラピーであり、女性による女性のためのセラピーともいわれる。女性が直面する悩みや問題を、個人の病理や欠陥と考えるのではなく、女性がおかれた社会的位置、女性に対する社会的、政治的、文化的な差別や不平等の産物としてとらえる点に特徴をもつ。一九五〇年代のアメリカで生まれ、フェミニズムの浸透とともに広まってきた方法である。

フェミニスト・セラピーとナラティヴ・アプローチのあいだにはいくつかの共通点がみられるが、その第一は、両者とも「政治性」や「権力性」にきわめて敏感な点である。フェミニスト・セラピーは、女性に対する差別とはすなわち男性の女性に対する権力支配であり、そのような権力作用が女性に特定の「問題」や「症状」をもたらすと考える。

わたしたちは決して「真空状態」のなかを生きているのではなく、具体的な社会関係のなかを生きている。その社会関係にはかならずなんらかの権力関係が染みこんでいる。そうした権力関係の代表的なもののひとつが「性」をめぐる権力関係であり、フェミニスト・セラピーはこの権力関係に着目する。

一方、ナラティヴ・アプローチもまた、「問題」の背後にはそれを「問題」として成り立たせ、また固定化するようななんらかの権力作用があると考える。それは、「専門知」であったり、「専門家役割」であったり、また、ある時代を覆う「ドミナント・ストーリー」であったりするが、いずれにせよ、なんらかの権力作用が「問題」を発生させたり固定化させたりすると考える。この点で両者は共通している。

このように「問題」の背後に「権力作用」を見出すという考え方は、他のセラピーにはみられない特徴といえる。「問題」とはなんらかの権力作用の産物であり、したがって、それは個人のなかにではなく社会のなかにある。「問題」の社会性を重視する点で両者は共通の視点に立っている。

第二の共通点は、「問題」を外在化するという点である。フェミニスト・セラピーは、それまで、自分の落ち度、自分の欠陥、自分の責任としてしか考えられなかったことが、実は、社会的な広がりをもつ問題であるという視点を開いてくれる。それは、現代を生きるすべての女性が共有する問題であり、決して、個別的な問題としてかたづけることはできないという認識が生まれる。

このことを端的に物語るのが、「個人的なことは政治的なことである Personal is political」という有名なスローガンである。「個人的」だと思ってきた（思わされてきた）ことのなかに実は「政治的」なことが含まれている。したがって、それを「個人的」なこととしてかたづけることは、そこに含まれる「政治性」を隠蔽することにつながる。

また、フェミニズムの有名な著作のなかで、女性が直面する「問題」が「名前のない問題」［Friedan, 1963］と呼ばれたことも象徴的である。フェミニズムが台頭した一九五〇年代アメリカにおいて、都市郊外に住む中産階級の専業主婦たちの不安や不満に当時名前はなかった。それに「名前のない問題」という「名前」をつけたことによってはじめてそれは「問題」として認識されるようになった。なんとも言いようのない「問題」、「問題」であるかどうかもはっきりしなかったことが、まさに「問題」として語られるようになったのである。

しかもそれは、個人の性格や努力の問題としてではなく、社会制度にかかわる問題として「外在化」された。「男性支配」や「家父長制」という社会の構造や規範にかかわる「問題」として、それは「外在化」されたのである。もちろん、彼女たちは、「外在化」という概念を知っていてそうしたのではない。しかし、それは結果として見事な「外在化」になっていた。この点もまた、ナラティヴ・アプローチ、とりわけホワイト＆エプストンらと共通する点といえる。

第三の共通点は、両者とも、新しい「語り」を重視する点である。フェミニスト・セラピーはグループでの「語り」を大切にする。フェミニズムの初期、女性たちは、「コンシャスネス・レイジング」（意識覚醒）というグループを各地に立ち上げて、自分のかかえる問題をグループで語りあった。この活動を通じて、自分の問題が「自分だけの問題」ではなく「自分たちの問題」であることを明らかにしていったのである。

フェミニスト・セラピーはこの方法を受け継ぎ、「語り」によるアイデンティティの再構成を実践している。このようなやり方は、前節で述べたセルフヘルプ・グループとも共通するし、ナラティヴ・アプローチとも共通する面をもっている。「新しい語り」「いまだ語られなかった物語」が、新しい「自己」を生み出す。自己を語ることが自己を生み出すということが実践されているからである。

相違点

以上、三つの共通点を述べてきたが、両者の発想にはきわめて近いものがある。とくに、「問題」に潜む「社会性」と「権力性」に着目する点はまったく共通している。というよりも、むしろ歴史的な順番からいえば、ナラティヴ・アプローチはフェミニズムの権力論から多くを学んできたというべきであろう。しかし、両者には違いもある。

その第一は、「権力」を見出す領域である。フェミニスト・セラピーは「性」という領域における権力作用に焦点をあてるが、ナラティヴ・アプローチは「性」をめぐる権力だけでなく、権力作用一般に領域を拡大する。わたしたちの生きる社会には、さまざまな権力が張りめぐらされている。女性差別以外にも、人種差別、民族差別、障害者差別、宗教差別などさまざまな差別がある。また、専門家支配という権力関係もある。そのようなさまざまな差別や権力関係が生み出す問題をナラティヴ・アプローチは視野にいれる。

たとえば、ホワイトとデンボロウ〔White,C. & Denborough, 1998〕らは、オーストラリアの先住民族アボリジニに対する差別的で抑圧的状況を変えるためのコミュニティ・プログラムを実践しているし、ウインスレイドとモンク［Winslade & Monk, 1999］は、ニュージーランドの先住民族マオリ族の子供たちが学校で直面する問題に焦点を当てたスクール・カウンセリングの実践をしている。少数民族差別に関する問題は、白人中心主義というドミナント・ストーリーにいかに対抗していくかという点で、ナラティヴ・アプローチがとりわけ有効な領域であるといえる。

第二の違いは、「語り」の方向性である。フェミニスト・セラピーにおいては、ある意味で「新しい語り」の方向性が決まっている。フェミニズムという方向性である。女性であるがゆえに押しつけられてきた役割や規範、それを前提に成り立つ社会構造、それらと自分との関係を語り、語り直すという方向性があらかじめ決まっている。

しかし、ナラティヴ・アプローチにおいて、語りの方向性はそのようなかたちでは決まっていない。そもそも、どのような権力関係が主題になるのかは語ってみなければわからない。また、その主題自体が語りのなかで変わっていく可能性もある。最初は家族の問題として語られていたことが、しだいに社会制度の問題として語られるかもしれないし、その逆であるかもしれない。ようするに、自分を支配してきたドミナント・ストーリーを語ることが重要なのであって、それをひとつに限定する必要はない。

このような意味で、ナラティヴ・アプローチは、語りの無限の可能性に開かれている。したがって、やっと手に入れたオルタナティブ・ストーリーがいつの間にか新たなドミナント・ストーリーになって、そのひとを抑圧し支配してしまう可能性に対しても敏感になる。そのような場合は、再度、語り直しをする以外に手はない。永遠の語り直しのプロセスにおける一場面として現在をとらえること、ここにナラティヴ・アプローチにおける「語り」の特質がある。

3 べてるの家

幻覚&妄想大会

北海道の襟裳岬に近い浦河町に「べてるの家」という精神障害者のコミュニティがある。「べてるの家」は、浦河赤十字病院の退院者たちが二〇年前に始めた共同作業所の名前であり、グループホームの名前でもある。共同作業所としての「べてるの家」は、地元でとれる日高昆布の産地直送販売を軌道に乗せ、また、福祉用品や介護用品などの宅配事業を有限会社として経営するまでになっている［浦河べてるの家, 2002］。与えられた作業をこなしながら社会復帰の準備をするのではなく、当事者自らが主体的に事業経営をおこなうことによって、直接、社会参加を果たすという方式が注目を集めている。

「べてるの家」が注目される理由はほかにもたくさんある。そのひとつは、「幻覚&妄想大会」というユニークな企画である。新聞などで紹介されたこともあるのでご存じの方も多いかもしれないが、自分たちの経験している幻覚や妄想を隠すのではなく、反対に、皆の前で披露しあう。年に一度の「幻覚&妄想大会」では、その年もっとも「すぐれた」幻覚や妄想が表彰され、会場は笑いの渦に包まれる。

幻覚や妄想を隠したり治そうしたりとせずに、それをオープンに語ることについて、「べてる」とともに歩んできた浦河赤十字病院の川村敏明医師は次のように語る。

「分裂病とか幻聴とか妄想とかいう言葉を、かれらが自分のこととして使うことがずっとなかったんです。それらはすべて「言われる言葉」だったんですね」

当然のことながら、幻覚や妄想は、本人にとってはまぎれもないリアルな現実であって、決して「幻し《まぼろ》」ではない。だからこそ、それに従って行動したりもする。それが他人から「幻し」だと指摘されることではじめて「幻覚」や「妄想」になる。そして、その指摘を本人が受け入れるとき、本人は他人の言葉で自分のことを語らざるをえなくなる。自分のリアルな経験を自分の言葉で語ることができなくなるのである。

他人の言葉は、幻覚や妄想を、病気の証拠であり、望ましくないもの、治すべきものとして位置づける。こうして、幻覚や妄想という体験は隠すべきもの、語るべきでないものとして存在するようになる。「幻覚&妄想大会」はこうした考え方が支配する現実を見事なまでにひっくり返す。オープンに語りあうことによって、それぞれの生きる世界がはっきりと見えてくる。隠そうとするからこそネガティブなものになる。語りあうことで、それはそのひとの生きる世界の重要な一部として理解されるようになる。

川村医師はさらに次のように語る。

「幻聴というのを一つの人格だというふうに考えようと。いつも自分に悪口を言ってくるような、そういうイヤな人間とどういうつきあいをすればいいか。[中略] だから〝幻聴さん〟って、さんづけで呼ぶくらいが相手に対して失礼がなくていいよね、という感覚をすごく大事にしていこうと」

ここで、ホワイト&エプストンを思い出すひとも多いのではないだろうか。幻聴を精神病の症状ととらえるとき、それは自分の内部にある望ましくない何かとして「内在化」される。しかし、「幻聴さん」と呼ぶとき、それは見事なまでに「外在化」される。幻聴を内在化すればそれは否定すべきもの、隠すべきものになるが、ひとつの「人格」ととらえられれば、次はどうつきあうかという話になる。内在化は結局のところ自己否定につながるのに対し、外在化は自己肯定の道をひらく。

「幻覚&妄想大会」も「幻聴さん」も、「名付けによる外在化」の見事な一例である。ホワイトらのアイデアとまったく同じことが日本でもすでにおこなわれ成果をあげていることに驚かされる。

「語り」の空間を開く

「べてるの家」のもうひとつのユニークな特徴は、「語り」を重視する点である。川村医師は次のように語る。

「(幻聴や妄想は)病気的な部分だけで言うと本当につまらないのに、みんなが持ち寄るということで、豊かさに変わっちゃう」

「妄想を語ることに対しても、ぼくらの受け止め方自体が変わってきたんです。どんな世界にいたんだろうと思わず身を乗り出すような」

「いまはみんなが、言葉って大事だ、話すことって大事だということを、仲間内ですごく強調しているんですよね」

妄想や幻聴の話を「症状」として聞くのではなく、そのひとの生きる世界そのものとして聴く。患者の生きる世界に対する「純粋な好奇心」に導かれて聴く。グーリシャンらの「無知の姿勢」とまったく同様の考えがここに表明されている。

このような「語り」を可能にするのがミーティングという場である。「べてる」では、「三度の飯よりミーティング」というのが合言葉のひとつになっており、ひと月に一〇〇回近くもミーティングが開かれている。これらのミーティングは、次の三つの柱を中心に進んでゆく。①「今週の良かった点」、②「今週の苦労人」、③「さらに良くする点」の三つである。

この三つの柱によって、問題をひとりで引き受けずに分かちあうこと、また、成果や収穫も独り占めせずに分かちあうことが実践されている。問題や成果を個人に属するものととられれば、それは個人を一喜一憂させ不安定にさせる要因となる。しかし、それをコミュニティに属するものと定義しなおせば、問題も成果もともに「外在化」される。皆で立ち向かうべき問題、皆で分かちあうべき成果として存在するようになり、誰もが躊躇することなく語りうるものとなる。

「べてる」とともに歩んできた浦河赤十字病院ソーシャルワーカーの向谷地生良さんは次のように述べる。

「べてるのメンバーが精神障害という病気をとおして経験してきたさまざまな危機は、「表現することの危機」でもあった。その意味で、話し合いの質が一人ひとりの生活の質に影響を与える。そしてその影響は、べてるの家ばかりでなく、べてるに連なるさまざまな人のつながりや、その場全体のコミュニケーションのあり方にも影響を与えるということを経験的に学んできた」

ここで重要なことが二つ述べられている。第一に、「精神障害」は自己を表現することの危機を伴うということである。自分を自分の言葉で自由に語れないという危機、他者の言葉で定義されてしまうという危機である。第二に、だからこそ、自分の言葉で自分を語れる空間を確保する必要がある。そのような空間なしには、生活自体が自分のものとならない。「表現の危機」がそのまま「生活の危機」を招いてしまうのである。

さらに向谷地さんは次のように述べる。

「だから「三度の飯よりミーティング」という理念に象徴されるように、ミーティングはべてるの家の生命線であると同時に、一人ひとりにとっての暮らしの生命線でもある」

「べてる」がひとびとの暮らしの基盤となるコミュニティであるためには、そこで展開するさまざまな語りが、相互に響きあい、影響しあうような関係になければならない。閉鎖的な語り、ある場面でしか通用しないような語りは、語りのありようを制約し固定化してしまう。さまざまな種類のミーティング、さまざまなメンバーシップによるミーティングが重なりあうことで、自由な語りが生まれるチャンスが広がる。

語りは、語りの空間とそのメンバーシップによって影響される。この考え方は、いうまでもなく「リフレクティング・チーム」の考え方と見事に一致する。「べてる」には、語りの空間の閉鎖性を打破し、さまざまな「チーム」が相互に交錯するような仕組みがある。「三度の飯よりミーティング」という言葉は、このような仕組みによって支えられている。

4 ナラティヴ・コミュニティ

語りの共同体／物語の共同体

以上、「セルフヘルプ・グループ」「フェミニスト・セラピー」、そして「べてるの家」という三つの実践をみてきた。これらにはナラティヴ・アプローチと共通する視点や考え方がいくつも含まれている。なかでも重要なのは、それらがみな「語りの共同体」であると同時に「物語の共同体」でもあるということ、すなわち、それらは「ナラティヴ・コミュニティ」［野口, 2000］として成り立っているという点である。

まず、「語りの共同体」という面からみてみよう。いずれの実践においても、「自由な語り」「いまだ語られなかった語り」を生み出すためにグループという場が活用されていた。グループというセッティングは新たな語りを生み出すのに大きな力を発揮する。それぞれの語りを好奇心をもって聴き、お互いの語りを尊重しあう姿勢が、新たな語りを引き出す。この意味で、これら三つの実践はすべて、「新たな語りを生み出す共同体」という側面をもっている。

もうひとつ重要なのは、それが語りによって維持される共同体であるということである。グループが維持されるためには、ひとびとの語りが不可欠である。それぞれの語りが交錯することで、他では得がたい経験が得られる。自分を自由に語るという経験である。こうした経験が得られるからこそ、グループは存続する。つまり、それぞれの語りがグループを維持している。この意味で、これらの実践は、「語りによって維持される共同体」であるといえる。

語りを生み出すという面と、語りによって維持されるという面、この二つの意味をこめて、これらは、「語りの共同体」と呼ぶことができる。新たな語りを生み出すことで維持される共同体ということである。

次に、「物語の共同体」という面からみてみると、いずれの実践においても独特の物語が共有されていることに気づく。セルフヘルプ・グループには「回復」という物語があり、フェミニスト・セラピーには「女性解放」という物語があり、べてるの家には独特の「社会復帰と社会参加」の物語がある。これらの物語は明確に掲げられている場合もあれば、暗黙の前提という場合もあるが、いずれにせよ、そうした物語が参加者それぞれの個別的な語りにゆるやかな共同性を与えている。

また、それぞれのグループの創設から現在に至るまでの歴史が語り継がれ、それがひとつの物語としてメンバーに共有されているという面も重要である。いま、ここに、このかたちでグループが存在することの意味と必然性が、ひとつの物語として共有されている。グループ自身の物語があり、それが共有されているという点でも、それらは「物語の共同体」と呼ぶことができる。

参加者それぞれの語りに共同性を与える共通の「物語」、そして、グループの来歴と存在意義を明らかにしてくれる「物語」、それぞれのグループにはこの二つの物語がある。この二重の意味において、これらのグループは「物語の共同体」と呼ぶことができる。

コミュニティという場所

「語りの共同体」と「物語の共同体」という二つの側面は密接にかかわりあっている。「語りの共同体」であるためには、「物語の共同体」であることが必要であり、「物語の共同体」であるためには「語りの共同体」であることが不可欠である。「語り」が「物語」を確かなものにし、「物語」が「語り」を促す。「ナラティヴ・コミュニティ」という言葉は、この二つの相補的な関係を同時に表現してくれる。三つの実践に共通するのは、「ナラティヴ・コミュニティ」を大切にするという姿勢であったということができる。

それではなぜ、それらはみな「コミュニティ」という形式をとってきたのだろうか。なぜ通常のセラピーのように、一対一の語りという形式をとらなかったのだろうか。また、なぜ「グループ」ではなく「コミュニティ」と呼ぶ必要があるのだろうか。これらを最後に検討しておこう。

三つの実践のいずれにおいても、いまだ語られなかった語り、新しい語りを創造することが大切にされていた。このような新しい語りを生み出すのに、一対一の形式では限界がある。多様な語りに出会うことによって、新しい語りは生まれる。あるいは、生まれる可能性が広がる。語りの種類は多ければ多いほどよい。そのどれかが自分の語りを刺激してくれるかもしれない。自分のなかで忘れ去られていた些細な出来事を思い出させてくれるかもしれない。そして、そこから新たな物語が始まるかもしれない。ナラティヴ・コミュニティという形式は、語りの多様性を確保するうえで重要な意味をもっている。

もうひとつ重要なのは、そうして生まれた新たな語りをコミュニティが承認し共有してくれるという側面である。一対一の形式では、仮に新しい語りが生まれたとしても、それを知っているのは、自分ともうひとりしかいない。これだけでは、その語りはとても不安定なものにすぎない。そのもうひとりの態度しだいで、いつのまにか消え去ってしまうかもしれない。

これに対して、ナラティヴ・コミュニティには多くの「聴衆」がいる。それぞれの語りをしっかり聴こうとするひとたちがいる。こうした「聴衆」が存在することで、新しい語りはより確かな位置を占めることができる。新しい語りが共有され定着する空間、それがナラティヴ・コミュニティなのである。

このように考えると、ナラティヴ・コミュニティという形式は、ナラティヴの多様な展開を助け、ナラティヴが本来もっている不安定さを克服するうえできわめて有効な仕組みであることがわかる。また、それが単なる「グループ」ではなく「コミュニティ」と呼ばれる理由も明らかになってくる。この空間は、ひとびとの生活を支え、人生を導くような場所となっている。それはまさしく、ひとびとの人生物語が展開する場所、すなわち、「コミュニティ」にほかならない。

新しいナラティヴがコミュニティのなかで生まれ育っていく。ナラティヴ・アプローチはこれらの実践から多くのことを学ぶことができる。

第10章

物語としてのケア

1 セラピーとケア

医学モデルとの関係

これまで、ナラティヴ・アプローチの基本的な考え方、具体的実践、そして、他の実践に含まれるナラティヴな要素について検討してきた。これまでの議論で、ナラティヴ・アプローチの輪郭はほぼ明らかになったと思われるが、まだひとつ重要な問題が残っている。それは、ナラティヴ・アプローチとケアとの関係である。

ナラティヴ・アプローチは実際のケアの場面にどう生かせるのだろうか。ナラティヴ・アプローチは、どのような新しいケアのかたちを生み出すことができるのだろうか。そして、それは現代を生きるわたしたちに何を問いかけているのか。これらの問いを最後に考えておくことにしよう。

これらを考えるうえでまず検討しておきたいのは、ナラティヴ・アプローチは「セラピー」なのか、「ケア」なのかという問題である。この問題は、「セラピー」と「ケア」をそれぞれどう定義するかによって異なってくる。これまで、「セラピー」と「ケア」という言葉を厳密に定義することなく使ってきたが、ここで両者の意味をあらためて確認しておく必要がある。

「セラピー」は通常、「治療」、あるいは「療法」と訳される言葉であり、医学用語のひとつであって、まさしく医学モデルになじみやすい言葉であるといえる。もちろん、「民間療法」という言葉もあるが、主たるイメージは近代医学に基づくものといえる。

一方の「ケア」は、「看護」「介護」「世話」「配慮」など多様な意味を含む言葉であり、医学モデルと重なる部分もあるが重ならない部分もある。これらのうち、医学モデルと重なる部分を強調すれば、それは医学を補完する役割を指すものとなるし、重ならない部分を強調すれば、「セラピー」と「ケア」は対立的な概念になる。たとえば、「キュアからケアへ」という言い方などは、この両者の違いを強調する用語法といえる。

それでは、「ナラティヴ・アプローチ」は、このどちらと近い関係にあるのだろうか。これまでみてきたように、ナラティヴ・アプローチは従来の医学モデルに対して大きく異議を唱えるものであった。たとえば、クラインマンは、患者の話を理解しようとせず、それをひたすら生物医学的診断に還元しようとする医師を批判的に描き出していた（第3章）。また、グーリシャンは、同じく、患者の語りを「妄想」としてしか見ない医者とそれに絶望する患者を描き出していた（第5章）。これらの記述は明らかに医学モデルの限界を指摘するものといえる。

この意味で、ナラティヴ・アプローチは、「セラピー」ではなく「ケア」を大切にする主張であると言いたくなるのだが、そう考えるのは早計である。家族療法家のなかには自ら「ナラティヴ・セラピスト」と名乗るひとも多いからである。そこでは明らかにクライエントの変化が目指され、そのための具体的実践がなされている。それは医学モデルではないが、変化のための積極的な実践であるという点でたしかに「セラピー」と呼ぶにふさわしい。そもそも、「家族療法」という言葉が違和感なく使われていること自体、それが「セラピー」であることを示している。

このように考えると、「セラピー」とはかならずしも医学モデルに限定される言葉ではないことがわかる。クライエントのなんらかの変化を目指す積極的な行為は「セラピー」と呼ぶにふさわしい。むしろ、日本語の「セラピー」という言葉のイメージが、医学モデルに引き寄せられすぎているのである。「セラピー」と「ケア」を対立的にとらえてしまう用語法自体が、「セラピー」と「ケア」を分断し、それぞれの内容を限界づけてしまう。ここでも、まさしく、言葉が世界をつくっている。

二分法的発想を無効にする

したがって、「セラピー」を医学モデルに引き寄せてとらえる必要もないし、「ケア」を医学モデルと対立するものとしてとらえる必要もない。両者は重なりあっている。それを無理に分離しようとするから、「セラピー」も「ケア」も不十分なものになってしまう。「セラピー」のプロセスにおいて「ケア」が欠如しているとき、その「セラピー」は失敗に終わる。クラインマンやグーリシャンが指摘していたのはこのことである。

逆に、「ケア」すること自体がそのまま最良の「セラピー」となることもある。グーリシャンの「無知の姿勢」は「セラピー」の姿勢であると同時に、「ケア」の基本的姿勢であると考えることができる。そうした「ケア」の姿勢が、結果として、もっともセラピューティック（治療的）な効果をもつことをグーリシャンは教えている。

アンデルセンの「リフレクティング・チーム」もまた、クライエントのみならず専門家を含めた関係者すべてを「ケア」するための工夫として理解することができる。それが結果として、すべての参加者にセラピューティックな効果を生むのである。

つまり、ナラティヴ・アプローチは、「セラピー」と「ケア」を対立的にとらえる発想自体を無効にする。それらをそのように分けてしまうことが、「セラピー」と「ケア」の両方を貧しいものにしてしまう。そのような対立を乗り越えるための工夫、それが、ナラティヴ・アプローチなのである。

わたしたちはつい単純な二分法的発想に陥りがちである。セラピーは医学モデルだから厳密であり、ケアは援助モデルだから厳密性に欠けるとか、逆に、セラピーは操作的で人間性に欠けるが、ケアは援助的で人間性にあふれているとかいった具合である。たしかに、このような面がないわけではない。しかし、こうした言い方は結局のところ、医学モデルと援助モデルの分業を正当化し、医学モデルを補完する援助モデルという枠組みを強化するだけのことに終わる。医学モデルと援助モデルという二つの異なるモデルが存在することを自明の前提としてしまうのである。

このような分業体制は、専門家の職業的地位を安定させるのには役立つかもしれないが、クライエントにとってはむしろ有害に作用する可能性をもっている。クライエントの生活や人生が専門家の都合によって分断されてしまうからである。ナラティヴ・アプローチが発見してきたのはこのことである。

このような有害な面をもつ分業体制がつくられてしまう原因は、専門職という制度それ自体のなかにある。専門職はそれぞれ独自の専門性を確立しなければ、自らの存在意義を主張することができない。そのとき、後発の専門職は、先発の専門職との重複を避けるように自らの専門性を定義せざるをえない。合理的な分業体制の確立という意味でそれは当然なのだが、そのとき、クライエントの生活や人生もまたその専門職の制度にそって分断されてしまう。それが有効に機能することもあるが、そうでない場合もある。

したがって、ナラティヴ・アプローチはセラピーなのか、ケアなのか、という問いには次のように答えることができる。ナラティヴ・アプローチは、そのような問い自体を批判的にとらえ、そうした問いを無効化するような実践である、と。

この意味で、ナラティヴ・アプローチは、わたしたちの日々の臨床に大きな示唆を与えてくれる。なにも、これがナラティヴ・アプローチなのだと大上段に振りかぶる必要はない。セラピーとケアは決して対立しないしさせるべきではない、そう考えることが、ナラティヴ・アプローチのひとつの確かな実践となるのである。

2 ケア的関係と競争的関係

ケアとは関係である

セラピーとケアの関係を以上のようにとらえ直したうえで、あらためて、「ケアとは何か」を考えてみよう。それは、セラピーと対立するものではなく、また、単にセラピーを補完するものでもない。また、セラピーの一部をなす下位概念でもなく、セラピーを包含する上位概念でもない。それは、セラピーというひとつの行為において不可欠な要素であると同時に、結果としてセラピーの目的を達成してしまうような何かである。

通常、ケアはひとつの「行為」としてイメージされる。そのとき、誰かが誰かに何かをしてあげる、何かを与えるという行為を思い浮かべる。しかし、その「何か」を指し示そうとするととても難しくなる。自分は何かをしてあげたと思っても、相手はそう思っていないかもしれないし、ありがた迷惑だと思っているかもしれない。つまり、与えたという思いと受け取ったという思いが一致しているかどうかがはっきりしない。

しかし、一方で、「たしかにケアされた」と思える瞬間がある。思わず相手に感謝したくなるような瞬間がある。このとき、一体何が与えられたのだろうか。この「何か」を指し示そうとすると、またもや困難にぶつかる。つまり、ケアを「何かを与える行為」「何かを与えられる行為」として描こうとしてもうまく描けないことがわかる。

それでは、「たしかにケアされた」という思いは一体どこから来るのだろうか。それは、相手と自分との間に、ある独特の関係が成立したときだと考えることができる。相手に理解され、相手を理解していると思えるような関係、相手に信頼され、相手を信頼していると思えるような関係、そのような関係が「ケアされた」という感覚を生み出す。つまり、ケアとは「行為」ではなく「関係」であると考えることができる。

専門家とクライエントがどのような関係をつくるか、専門家同士が互いにどのような関係をつくるか、それが「ケア」の内実を決定する。「ケア」が成り立つかどうかは、そこで何がやりとりされたかではなく、それがどのようなやりとりを可能にする関係であるかによって決まる。「ケア」とは「行為」ではなく「関係」である。ナラティヴ・アプローチが示唆しているのは、このような認識論的転換である。

このように考えるとき、通常のセラピーが取り結ぶ「関係」のもつ問題性が明らかになってくる。第8章で述べたように、通常のセラピーは、専門家がクライエントの一段上のポジションから客観的に観察し指導するような「関係」を当然の前提にしている。クライエントの主体性を重んじその援助に徹するという場合でも、専門家こそがそれをうまく引き出すことができるという暗黙の前提がある。いずれの場合も、それぞれが別の役割を果たすという分業的関係が前提とされている。

これに対して、ナラティヴ・アプローチが主張するのは、専門家とクライエントが共同で同じ問題に取り組むという「関係」である。一方が他方を指導しないという「関係」である。一方が他方に何かを与えようとしたり、引き出そうとしたりしない「関係」である。このような「関係」こそが、ケア的な関係であり、同時に、セラピューティックな関係なのである。

競争的関係の支配

それではなぜ、こうした「ケア的な関係」に、わたしたちはなかなか立つことができないのだろうか。それは、わたしたちが、いわゆる専門家モデルに深くとらわれているからである。知識や経験の多いほうが少ないほうを指導し、助言すべきであるという考え方、よりすぐれた知識や理論に基づいて問題を解決すべきであるという考え方が、疑いようのないモデルとしてわたしたちの内部に深く染みこんでいる。

だからこそ、わたしたちは、ケアをもこのようなモデルのなかでとらえてしまう。よりよいケアをするためには、よりすぐれた専門的知識や技法を手に入れなければならない。こうして、わたしたちは、よりよいケアをめぐって、互いに競いあうような関係、すなわち「競争的関係」のなかへ入っていく。ケアをめぐる競争が始まるのである。このとき、ケアは、「与えるべき何か」として、あるいは、そのための「技法」としてイメージされるようになる。ケアは、「もの」または「技法」に還元されて、その優劣を競いあうような関係のなかに置かれるのである。

ここで思い出すのは、「ケア・テイカー care taker」と「ケア・ギバー care giver」という言葉である。両者はともに「ケアするひと」をあらわす言葉なのだが、その語感は微妙に異なる。前者は、より一般的な言葉で、「ケアするひと」という意味ともに「気遣うひと」というニュアンスがある。これに対して、後者は、老人介護などの文脈で最近よく使われるようになった言葉で、ケアは「与えるべきもの」としてイメージされる。まさしく、「もの」としてのケア、「技法」としてのケアである。ケアはいま、「もの」や「技法」としてのイメージをますます強めている。

ケアがこのように語られるようになった背景には、もちろん、わたしたちの生きる社会の編成原理そのものがある。「専門家モデル」「分業体制」「科学的根拠」「合理的技法」、これらが相互に補強しあいながら成り立つ「競争的関係」によって、現代の社会システムは編成されている。そして、「ケア」もまたこのようなシステムのなかに組み込まれて、細分化され、技法化され、マニュアル化されていく。ケアのように「競争的関係」とは相容れない領域までもが、「競争的関係」のなかに置かれて処理されていくのである。

「競争的関係」はいま、「ケア的関係」をほぼ覆い尽くし、呑み込もうとしている。しかし、そうしたなかで、わずかに生き残った「ケア的関係」にふと出会うことがある。そのとき、わたしたちははじめて、ケアが「競争的関係」のなかで処理されているという事態の異様さに気づく。そして、「競争的関係」とは異なる関係がありうることにあらためて気づかされるのである。

ここで、アンデルセンの紹介する次のような話を思い出す。アンデルセンの住むノルウェーの先住民族ラップ人たちの話である。

「ラップ人は、もともとトナカイの群れを集めて、冬には内陸の奥地で、夏は北極近辺で過ごし、その間を季節的に移動してきた人々である。彼らの伝統では、ある家族に突然不幸が訪れ誰かが亡くなったとすると、その親戚一同がやって来て、何を言うともなくそこにただ一緒にすわっている。悲しみに暮れる家族には、親しい人たちがそこに居てくれ話し相手にもなってくれる。このように、悩みをもつ人の呼吸を肌で感じ、その無言の言葉を聞きとる作業こそ、われわれ臨床家のできる最大の貢献ではないだろうか」

わたしたちはここに「ケア的関係」のひとつの原型をみることができる。

3 外在化とケア

ケアの内在化

ケアとはひとつの関係である。にもかかわらず、ケア的関係はいま競争的関係に圧倒され、ケア自体が競争的関係のなかで処理されるようになっている。それでは、どうしたらケアをこの状況から救い出すことができるだろうか。この問いを解く鍵のひとつが「外在化」というアイデアのなかにある。

ケアはいま、与えるべき「もの」、あるいは、そのための「技法」としてイメージされるようになっている。このとき、ケアは、「外在化」されているのだろうか、それとも、「内在化」されているのだろうか。答えは両方である。

ケアを「もの」や「技法」としてイメージするとき、それは文字どおり「外在化」である。個人の内部にあるものではなく、外部にあって差し出すことのできる何か、利用することのできる何かとしてイメージされるからである。「技法」は個人が習得するものなので、一見、「内在化」のように見えるかもしれないが、「技法」自体はマニュアルや指導書によって指し示すことができる。という意味で「外在化」である。利用可能な「もの」として取り扱うことができる。

しかし、ケアをめぐる議論はこれだけでは終わらない。このように外在化されたケアを適切に遂行できたかどうかがつねに問われてしまうからである。このとき、ケアは、適切なケアを与えることのできる「能力」、あるいは、ケアを与えることのできる「資質」へと変容する。ケアの与え手の能力が問われるようになり、「内在化」されるのである。

このとき、ケアの受け手のほうも同時に「内在化」される。ケアを適切に受け取れる能力や資質が問われるようになるからである。相手の差し出したケアをしっかりと受け取ることができたかどうかが査定される。「ノン・コンプライアンス」という言葉がこのことを端的に示している。

つまり、ケアは、いったん「外在化」された後で「内在化」される。与え手の側も受け手の側も、ケアをめぐる能力をつねに意識せざるをえなくなる。ケアは結局、わたしたちの内部にある能力や資質にかかわる何かとして「内在化」されてしまう。ケアのやりとりが、そのひと自身の問題として語られてしまうのである。

ケアをこのようなものとして扱うことは次のような問題を生む。ひとつは、ケアの与え手がその能力や資質の向上へと駆り立てられてしまうという問題である。ケアがうまくできないとき、その原因は、適切なケアを選択しそれを実行できなかったひと、つまり、ケアの与え手に求められる。したがって、与え手は、適切なケアをおこなえるように自らの能力を向上させなくてはならない。あるいは、人一倍の努力をしなければならない。より適切なケア、より有効なケアをめぐって競争が始まる。

もうひとつの問題は、ケアの受け手の責任が問われてしまうことである。さきほどの「ノン・コンプライアンス」のように、与え手の側に問題はないという前提に立てば、受け手の側に問題があることになる。この場合は、受け手の側がケアを適切に受け取れる能力を向上させなければならなくなる。ケアを適切に受けられるようになるためのケアが必要だというとても面倒な話になってくる。

しかし、本当に面倒な問題はこの先にある。現実には、この二つの可能性が同時に考えられるから、与え手の側に問題があるか、受け手の側に問題があるかは、容易には決着がつかない。お互いが相手の側に問題があると思っている場合も多い。そうなれば、お互い責任のなすりあいになり、もはやケアどころではなくなる。ケアを「内在化」することは、このような膠着状態に陥る危険性をもっている。

ケアの外在化

ところで、こうした膠着状態は、臨床現場に特有のものではなく、わたしたちの日常にあふれている。「親切のつもりだろうが、ありがた迷惑だ」とか、「いろいろやってはくれるけど、気が利かない」とか、あるいは、「せっかくやってあげたのに、ありがたみがわからない奴だ」とか、「あいつには、何をやってあげても無駄だ」といった言い方をついしてしまうことがある。こうした思いは、日常のやりとりのなかに頻繁に見出される。

このように考えると、わたしたちの日常は、実は、「ケアをめぐる闘争の場」であるということができる。お互いが、自分が適切だと思うケアのあり方を基準にして、相手のケアの不適切さを非難しあっている。皮肉なことに、ケアが争いの種となっているのである。そして、このように非難できてしまうということ自体が、ケアがひとつの能力や資質として「内在化」されていることの有力な証拠にもなっている。

あるいは、アディクションの領域でよく観察される「共依存」という現象も「ケアをめぐる闘争」の一例として解釈することができる。アルコール依存症の夫とその妻の間に典型的に見られるように、夫は妻に自分の世話をさせることで妻を振り回して支配しようとし、妻は一見夫に振り回されているように見えながら実は夫の世話を焼くことで夫を支配しようとする。ここでは、「ケア」が相手を支配するための道具になっている。ケアはそれ自体争いを生み出す原因となると同時に、争いを続けるための手段ともなるのである。

こうした膠着状態から脱出するためには、ケアの「内在化」をなんとかしてやめる以外にない。とはいっても、「もの」や「技法」として「外在化」しただけでは意味がない。それではすぐに、ケアをめぐる「能力」や「資質」へと還元され、「内在化」されてしまうからである。これとは異なる「外在化」をしなくてはならない。ここで意味をもってくるのが、ケアを「関係」として考えることである。ケアを個人に属するものではなく、個人と個人が織りなす「関係」としてとらえれば、個人ひとりに責任を帰すことはできなくなる。一方だけがいくらがんばっても変えられないのが「関係」である。「関係」は個人に「外在」している。

ナラティヴ・アプローチが見出したのはこのことであった。「問題」を個人に内在化させて考えている限り、変化すべきはその個人であって、専門家はその指導者または援助者になるよりほかない。しかし、このような役割分担自体が「問題」を固定化し、より強固なものにしていく。「問題」が個人の外部にあると考えれば、専門家とクライエントはその「問題」に対して、共に戦う同志となることができる。そして、その同志という関係が確かなこころの支えとなる。すなわち、ケアが生まれる。

ケアを「関係」としてとらえることはこのような意味をもっている。しかし、ここで誤解してほしくないのは、それが有効なケアをおこなうための単なる方便ではないという点である。「関係」をつくるということがひとつの技法として語られてしまうとしたら、それは誤りである。なぜなら、そうなれば、よりよい「関係」をつくれる能力や資質がまたもや問われてしまい、「内在化」の膠着状態へと逆戻りするほかないからである。

ここで大切なのは、ケアを「内在化」しないという姿勢であり、ケアのプロセスを「内在化」するような言葉や理論で語らないということである。いま、自分が相手とどのような「関係」をつくっているのかにつねに注意を払いつづけることである。「関係」はそうした作業の積み重ねのなかでしだいに姿をあらわし、変化していく。

「関係」を変化させるには、「関係」をつくり出してしまう言葉、「関係」を維持している言葉、あるいは、「関係」を隠蔽している言葉に敏感になり、その言葉のありよう、語りのありようを変えていくことである。たとえば、「内在化させる関係」から脱出するためには、「外在化する言葉」をあえて使ってみればよい。そうした新しい言葉の使い方、新しいナラティヴが「関係」を変えていく。あるいは、アンデルセンのように、「関係」を生み出す空間的構造やメンバーシップを変えてしまうという手もある。構造の変化が言葉の変化を生み、言葉の変化が関係の変化を生む。こうした工夫によって、それまで動かしようがないと思えていた「関係」がすこしずつ動き出す。

「外在化」というアイデアは、一見、「奇をてらったもの」、あるいは、単なる「逆転の発想」のように見えるかもしれない。しかし、以上の議論が示しているのは、それが、「内在化」という現代社会の支配的原理を鋭く指摘し、それに対抗するものであるということである。「内在化」は、わたしたちの常識のもっとも深い部分に染みこんで、わたしたちのものの見方や考え方を支配している。その支配に対抗するひとつの手がかりが「外在化」なのである。「外在化」は、ケアを「能力」ではなく「関係」

としてつくり直すひとつの道筋をわたしたちに示している。

4 言葉の呪縛

精神論と技術論

セラピーとケアを対立的にとらえないこと、ケアを関係としてとらえること、ケアを内在化しないこと、ナラティヴ・アプローチは、このような新しいケアのかたちを提案する。なぜ、このような提案をするのかといえば、ケアがいま、あまりにも技術的に処理されすぎており、結果として、ケアが成立しないような状況が生まれていると考えるからである。

しかし、このように言うと、「結局大切なのは、技術ではなくそのひとの誠意と真心なのだ」というようなお話に誤解されがちである。ナラティヴ・アプローチが主張したいのは、もちろん、そのような「精神論」ではない。むしろ、主張したいのは、「精神論」と「技術論」がそれぞれもつ問題であり、また、「技術論がダメなら精神論」というような考え方自体がもつ問題についてである。最後にこのことを確認しておくことにしよう。

技術論のもつ問題性についてはすでに述べた。それでは、精神論にはどのような問題があるのだろうか。「結局は誠意と真心なのだ」という言い方のどこが問題なのか。それは、「誠意と真心」が結果でしか確認できない点にある。何かがうまくいったとき、それは誠意と真心があったからだと言えるし、うまくいかなかったときは、それは誠意と真心が足りなかったからだと言うことはできる。しかし、それ以外の言い方はできない。

つまり、それは、つねに事後的にしか確認できない結果論であって、実は、何も説明したことになっていない。うまくいった、うまくいかなかったという結果をただ言い換えているにすぎない。そして、その肝心の「誠意や真心」についてはそれ以上議論することができず、ただ神秘化するほかない。いつか本当の「誠意と真心」が湧いてくる日をただ待つほかなく、わたしたちの思考はそこで停止する。

精神論と技術論を対立させる考え方にも大きな問題がある。この考え方は、わたしたちにとってとてもなじみ深い。おそらく、それは、日本の近代化のプロセスのなかで、外部から次々に押し寄せてくる西洋流の合理主義に対する感情的反発というかたちで、わたしたちの心のなかに長く棲みついている。こうした思考法が、合理主義への反発を正当化すると同時に、合理主義と精神主義の対立をも正当化してきたといえる。

これに対して、ナラティヴ・アプローチが主張するのは、このどちらもひとつの思考様式にすぎず、どちらか一方が他方に優越するものではないということである。問題はむしろ、これらを対立させてしまう思考様式自体にある。

精神論と技術論を対立させる考え方は、精神論でも技術論でもない見方や考え方を見えなくさせてしまう。現実には、精神論でうまくいくこともあるし、いかないこともある。また、技術論でうまくいくこともあるし、いかないこともある。結局、決着はつかないのである。場当たり的に、「やっぱり精神だ」とか、「やっぱり技術だ」とかいう思いがそのつど確認されるだけである。あるいは、「やっぱり両方とも大切なのだ」という当たり障りのない折衷案で丸くおさめられてしまう。

ナラティヴ・アプローチは、第一に、このような「対立」がそれ以外の可能性を覆い隠し、わたしたちの行為や対処の選択肢を狭く限定してしまうことを批判する。そして、精神論でも技術論でもない行為や対処の可能性を探る。そのひとつの例が、これまで述べてきた「関係としてのケア」という見方である。

第二に、ナラティヴ・アプローチは、精神論も技術論もともに「問題」を内在化してしまうことを批判する。もちろん、内在化がすべて悪いわけではないし、内在化でうまくいく場合ももちろんある。しかし、ケアの内在化は、「ケアをめぐる闘争」を招く危険性があり、ケアを阻害する危険性をもつ点で、批判すべき内在化であるといえる。

主観主義と客観主義

以上と関連してもうひとつ論じておきたいのは、精神論と技術論の対立を背後から支えている「主観主義」と「客観主義」というおなじみの二項対立についてである。また同じ話ではないかと思われるかもしれないがそうではない。ここで検討したいのは、「主観」と「客観」がそれぞれ誰に割り振られ、それによってわたしたちがどのように呪縛されてきたかという問題である。

ケアとは患者の物語に耳を傾けることから始まるのだ、という言い方がよくされる。患者の物語を尊重すべきだと言われれば、わたしたちの多くはそのとおりだと答える。つまり、患者の主観的世界を尊重することの大切さは多くのひとが認めている。

一方、専門家の物語を尊重すべきだという言い方はあまり聞かない。あくまで患者の物語が優先されるべきであって、専門家の物語について注意が払われることはあまりない。あるいは、注意が払われても、それ自体を前面に出すことは憚られるような雰囲気がある。それはひそかに自分のなかにしまっておくべきものであり、それを前面に出すことは、ケアを主観的なものにしてしまい、ケアの客観性を損なうと思われているのである。

しかし、これまで論じてきたように、ケアを関係ととらえ、また言葉の産物ととらえる立場に立つならば、ケアするひともケアされるひともそれぞれの物語を生きているということになる。患者だけが理解されるべき特別の物語を生きているわけではない。援助者もまた独自の物語を生きている。援助者としての自分の物語のなかで日々の臨床に向き合っている。

にもかかわらず、援助者の物語にこれまで光が当てられてこなかったのは、専門家は客観的でなければならず、そのためには主観を排除しなければならないと考えられてきたからである。だから、人前で明らかにするとしても、それは控え目に表現すべきものとされてきた。その結果、援助者をあらわす主語を使わずにすべて受動態で表現するような「客観的な記述」の文体、いわゆる「論文調の文体」が工夫されてきたりしたのである。

もちろん、だからといって、援助者の主観をもっと前面に出すべきだと言いたいわけではない。客観より主観が大切だと言いたいわけではない。ここで問題にしたいのは、「客観的な記述」というひとつの形式が、患者にだけ主観的な物語があり、援助者はあくまでそれを客観的に観察し援助する役割であって、援助者自身の物語は存在しないかのような大きな錯覚を与えてきた点である。

患者の物語を尊重するという言い方は、一見反論の余地のないもののように聞こえる。しかし、そのとき、援助者には尊重すべき物語がない、あるいは、あっても患者の物語のほうが優先されると考えるとすればそれは誤りである。患者に大切な物語があるのと同様に、援助者にも大切な物語がある。両者は論理的に等価な存在であり、一方が他方に優越すべき理由はない。

にもかかわらず、そこに患者の物語だけが存在するかのようにふるまうことは、援助者自身の物語の存在と、それがもつ作用について無自覚にさせる。結果として、患者の物語の展開に援助者の物語がどう影響しているかを見えなくさせてしまう。このようにして、主観／客観という二分法は、援助者の主観の存在を隠蔽している。主観は排除すべきであり、また排除できると思い込むことが、主観の及ぼす作用についての配慮を失わせてしまうのである。

同時に、この二分法は、二つの物語の出会いという構図を見えなくさせてもいる。ひとはそれぞれ自分の物語のなかで相手と出会っている。そして、その二つの物語の出会いが、二人の関係をかたちづくり、ケアの具体的なかたちをつくっている。二つの物語はかならず相互に影響しあう関係にある。ケアによって患者の物語だけが変わるということはありえない。患者の物語が変わるのだとすれば、援助者の物語も変わる。

したがって、わたしたちは、患者の物語に配慮するのと同様の重さで、援助者の物語に配慮しなくてはならない。「物語としてのケア」に目を向けなければならない。援助者はこれまでどのようなケアの物語を生きてきたのか、そしていま、どのようなケアの物語を生きようとしているのか、ナラティヴ・アプローチはこのことを問いかけている。

5　ナラティヴの時代

以上のことから、ナラティヴ・アプローチが、単に「技術論」を否定し「精神論」を持ち上げるような議論ではなく、また、単に「客観主義」を批判し「主観主義」を擁護するような議論でもないことがわかるはずである。

ナラティヴ・アプローチが主張するのは、わたしたちの思考や行動がいかに言葉によって規定されているかということである。精神論と技術論の対立、そして、主観主義と客観主義の対立はその一例である。そうした言葉の枠組みに縛られて、わたしたちの思考や行動は大きく限定されている。そこをいかに突破するか、そのための工夫がナラティヴ・アプローチなのである。

むしろ、ここで見えてくるのは、わたしたちがこれまでいかに貧しい語彙のなかで、ケアを考えさせられ、実践させられてきたかということである。たとえば、「精神論がダメなら技術論」「技術論がダメなら精神論」というような単純な二項対立のなかで、ケアを実践させられ、また理論化させられてきたという悲しむべき事実である。

精神論がダメだからといって技術論に戻る必要はないし、技術論がダメだからといって精神論に戻る必要もない。ケアを成り立たせているのは精神と技術だけではない。そこには、たとえば、「関係」というひとつの重要な要素がある。わたしたちは、「関係」のあり方からケアを展望することができる。

ただし、そのとき、「関係」それ自体を取り出して変えようとすると、それは再び、精神論や技術論へと回収されてしまう。よき関係をつくり出すための誠意や技法の問題にされてしまう。それでは、「関係」のありようが限定されてしまう。「関係」には別の角度から接近しなければならない。

ここで「言葉」が重要な意味をもってくる。あらゆる「関係」は言葉によってつくられている。「語り」によって維持されている。そこでどのような「言葉」を使い、どのような「語り」をするかによって、「関係」のありようは変わってくる。「関係」を成り立たせている「言葉」や「語り」、そして、それが織りなす「物語」に注目することで、新しい「関係」の手がかりが見えてくる。

したがって、新しいケアのかたちを構想するには次のような作業が役立つ。まず第一に、いままでどのような言葉でケアが語られてきたのかを明らかにすること、第二に、その言葉がケアをどのようなものとして限定してきたかを明らかにすることである。こうした作業のなかから、それまでの限定を突き破る新しい言葉、新しいナラティヴの手がかりが見えてくるはずである。

よく、何かを変えるにはまず意識改革が必要だという言い方がされることがある。また、意識を変えるにはまず行動を変えることが必要だと言われることもある。どちらも間違いではないのだろうが、ナラティヴ・アプローチの立場からすれば不十分である。意識や行動を変えるにはまず、「言葉」のありようを変えなくてはならない。「語り」を変えなくてはならない。「ナラティヴ」を変えなくてはならない。「ナラティヴ」こそがわたしたちの意識や行動を支配している。そして、その具体的な変え方については、本書で紹介したいくつかの貴重な試みがすでにある。

わたしたちはいま、「ナラティヴ」という新しい視点を手に入れた。この新しい視点は、これまでの臨床の理論と実践を大きく塗り替える可能性をもっている。精神論でも技術論でもない新しいケア論の可能性である。臨床の世界はいま、「精神と技術の時代」から「ナラティヴの時代」へと移り変わろうとしている。

●引用文献

Andersen, T. [1991] The Reflecting Team: Dialogues and Dialogues about the Dialogues.（鈴木浩二監訳『リフレクティング・プロセス』金剛出版、二〇〇一年）

Andersen, T. [1992] Reflections on Reflecting with Families. in McNamee, S. & Gergen, K. J. eds. [1992] Therapy as Social Construction. London, Sage.（「リフレクティング手法をふりかえって」、野口裕二・野村直樹訳『ナラティヴ・セラピー：社会構成主義の実践』金剛出版、一九九七年）

Anderson, H. & Goolishian, H. [1992] The Client is the Expert: A not-knowing approach to therapy. in McNamee, S. & Gergen, K. J. eds.（「クライエントこそ専門家である」、野口・野村訳前掲書）

Anderson, H. [2001] Postmodern Collaborative and Person-Centered Therapies: What Would Carl Rogers Say? Journal of Family Therapy, 23(4).

Berger, P. & Luckmann, T. [1966] The Social Construction of Reality: A treatise in the sociology of knowledge. Doubleday.（山口節郎訳『日常世界の構成』新曜社、一九七七年）

べてるの家の本制作委員会 [1992]『べてるの家の本：和解の時代』べてるの家

Epston, D. & White, M. [1992] A Proposal for a Reauthoring Therapy: Rose's revisioning of her life and a commentary. in McNamee, S. & Gergen, K. J. eds.（「書きかえ療法：人生というストーリーの再著述」、野口・野村訳前掲書）

Foucault, M. [1976] La Volonte de Savoir (Volume 1 de Histoire de la Sexualite), Gallimard.（渡辺守章訳『性の歴史Ⅰ　知への意志』新潮社、一九八六年）

Foucault, M. [1980] Power/Knowledge: Selected interviews & other writings. (edited by Colin Gordon), Pantheon.

Friedan, B. [1963] Feminine Mistique, W. W. Norton,（三浦富美子訳『新しい女性の創造』大和書房、一九六五

年）
Gergen, K. J.［1985］The Social Constructionist Movement in Modern Psychology.　American Psychologist, 40.
Gergen, K. J. & Keye, J.［1992］ Beyond Narrative in the Negotiation of Therapeutic Meaning. in McNamee, S. & Gergen, K. J. eds.（「ナラティヴ・モデルを超えて」、野口・野村訳前掲書）
Gergen, K. J.［1994］Realities and Relationships: Soundings in social construction.　Harvard University Press.
Kleinman, A.［1988］The Illness Narratives: Suffering, healing and the human condition.　Basic Books.（江口重幸・五木田紳・上野豪志訳『病いの語り：慢性の病いをめぐる臨床人類学』誠信書房、一九九六年）
野口裕二［2000］「ナラティヴ・コミュニティとしてのグループ」、集団精神療法、第一六巻二号
野口裕二［2001］「海外文献紹介　ポストモダン・協働的セラピーと人間中心セラピー：ロジャーズは何と言うだろうか」、家族療法研究、第一八巻三号
浦河べてるの家［2002］『べてるの家の「非」援助論：そのままでいいと思えるための25章』医学書院
White, M. & Epston, D.［1990］Narrative Means to Therapeutic Ends.　Norton.（小森康永訳『物語としての家族』金剛出版、一九九二年）
White, C. & Denborugh, D.［1998］Introducing Narrative Therapy: A collection of practice-based writings. Dulwich Center Publications.（小森康永監訳『ナラティヴ・セラピーの実践』金剛出版、二〇〇〇年）
Winslade, J. & Monk, G.［1999］Narrative Counseling in Schools.　Corwin Press Inc.（小森康永訳『新しいスクール・カウンセリング：学校におけるナラティヴ・アプローチ』金剛出版、二〇〇一年）

◉参考文献　引用文献以外で日本語で読めるもの

Anderson, H.［1997］Conversation, Language, and Possibilities.　Basic Books.（野村直樹・青木義子・吉川悟訳

『会話・言語・そして可能性』金剛出版、二〇〇一年）

浅野智彦［2001］『自己への物語論的接近：家族療法から社会学へ』勁草書房

江口重幸［2001］「病いは物語である」、精神療法、第二七巻一号

Benner, P. & Wrubel, J.［1989］The Primacy of Caring: Stress and coping in health and illness, Addison-Wesley.（難波卓志訳『現象学的人間論と看護』医学書院、一九九九年）

Bepko, C.［1991］Feminism and Addiction. The Haworth Press.（斎藤学監訳『フェミニズムとアディクション』日本評論社、一九九七年）

Bruner, J.［1990］Acts of Meaning. Harvard Univ. Press.（岡本夏木他訳『意味の復権』ミネルヴァ書房、一九九九年）

Burr, V.［1995］An introduction to Social Constructionism. Routledge.（田中一彦訳『社会的構築主義への招待』川島書店、一九九七年）

Gergen, K. J.［1994］Toward the Transformation in Social Knowledge, 2nd edition. London, Sage.（杉万俊夫他監訳『もう一つの社会心理学』ナカニシヤ出版、一九九八年）

Good, B. J.［1994］Medicine, Rationality, and Experience: An anthropological perspective. Cambridge University Press.（江口重幸他訳『医療・合理性・経験』誠信書房、二〇〇一年）

Greenhalgh, T. & Hurwitz, B.［1998］Narrative Based Medicine. Dialogue and discourse in clinical practice. BMJ Books.（斎藤清二他訳『ナラティブ・ベイスト・メディスン』金剛出版、二〇〇一年）

Herman, J. L.［1992］Trauma and Recovery. Basic Books.（中井久夫訳『心的外傷と回復』みすず書房、一九九六年）

河野貴代美・平木典子編［1990］『フェミニスト・セラピィ』、現代のエスプリ二七八、至文堂

小森康永・野口裕二・野村直樹編［1999］『ナラティヴ・セラピーの世界』日本評論社

小森康永［1999］『ナラティヴ・セラピーを読む』ヘルスワーク協会
楢林理一郎・小森康永・野口裕二・高橋規子・黒田章史［2001］「特集　ナラティヴ・セラピーを考える」、家族療法研究、第一八巻第二号
野口裕二［1995］「構成主義アプローチ：ポストモダン・ソーシャルワークの可能性」、ソーシャルワーク研究、第二一巻三号
――――［1996］『アルコホリズムの社会学：アディクションと近代』日本評論社
――――［1997］「アダルト・チルドレン現象の社会学」、アディクションと家族、第一四巻三号
――――［1999］「ナラティヴ・セラピーとはなにか」、看護学雑誌、第六三巻一〇号
――――［2000］「臨床実践への社会学的接近」（三重野卓・平岡公一編『福祉政策の理論と実際』東信堂）
――――［2000］「サイコセラピーの臨床社会学」（大村英昭・野口裕二編『臨床社会学のすすめ』有斐閣）
――――［2001］「ナラティヴ・セラピー：病者・看護者関係の新しいかたち」、精神科看護、第二八巻一号
――――［2001］「臨床のナラティヴ」（上野千鶴子編『構築主義とは何か』勁草書房）
――――［2001］「臨床的現実と社会的現実」（中河伸俊・北澤毅・土井隆義編『社会構築主義のスペクトラム』ナカニシヤ出版）
――――［2001］「集団療法の臨床社会学」（野口裕二・大村英昭編『臨床社会学の実践』有斐閣）
――――［2001］「社会学と臨床心理学」（下山晴彦・丹野義彦編『講座臨床心理学1　臨床心理学とは何か』東京大学出版会）
酒井明夫・下地明友・宮西輝夫・江口重幸［2001］『文化精神医学序説：病い・物語・民俗誌』金剛出版
高橋規子・吉川悟［2001］『ナラティヴ・セラピー入門』金剛出版
White, M.［1995］Re-authoring Lives: Interviews & Essays by Michael White.（小森康永・土岐篤史訳『人生の再著述』ヘルスワーク協会、二〇〇〇年）

あとがき

わたしはケアが苦手な人間である。かつてはそう思っていなかった。むしろ、ある種のケアに関しては得意だというひそかな自負すらあった。しかしいまは、根本的なところでわたしにはケアのセンスが欠けているのではないかと思うようになった。そう思うようになったのは、わたし自身がのっぴきならない関係に引き込まれる場面が多くなり、そのたびに、ケアの難しさを知るようになったからである。そうなると、わたし自身、いままで、ケア的な関係に入ることを避けるように生きてきたのだと思うようになった。難しい場面になるべく立ち入らないようにしてきたから、自信を傷つけられずに済んできただけなのだと思うようになった。わたしのケアの物語はここ数年で大きく変化した。

これが現在のわたしのケアをめぐる物語である。こういう物語のなかで、わたしはケアについてもうすこし考えてみたいと思うようになった。わたしはなぜケアが苦手なのか、どう苦手なのかを知りたいと思った。ケアの苦手な人間が苦手なりにやれること、そのやり方を考えてみたいと思った。また、ケアが得意なひとはどうして得意なのか、そもそもケアが得意とはどういうことなのかを知りたいと思った。そうしてできあがったのがこの本である。

もちろん、このような試みを可能にしてくれたもうひとつの大きなきっかけは、ナラティヴ・セラピーとの出会いである。システムズ・アプローチの信奉者だったわたしにとって、それは、最初はわけがわからず、おおいにとまどうものだった。しかし、それはあるとき、一気にわたしのなかに浸透してきた。それまで無関係に思えていた社会学や哲学のさまざまな議論がまるでパズルを解くようにわたしのなかでつながった。こうして、ナラティヴ・アプローチの臨床社会学的研究という魅力的な課題へと引き込まれていった。

いま、「臨床」は時代のひとつのキーワードになっている。これにはさまざまな要因が関連しているのだろうが、ひとつ言えるのは、わたしたちが人生における確かな意味を求めているからではないだろうか。臨床の場は、ひとの人生がとても鮮烈なかたちで姿をあらわす場である。また、ひととひとの出会いが決定的な意味をもつ場である。そのような場で、わたしたちは人生の意味を確かめたいと思っているのかもしれない。

それでは、そのような場にわたしたちはどう接近すればよいのだろうか。その場をどう理解すればよいのだろうか。そして、わたしたちに一体何ができるのか。こうした問いが生じてくる。これらの問いに向き合うときの手がかりを本書がすこしでも示すことができれば幸いである。

本書を書くにあたり多くの方々のお世話になった。現場の生の声を求めていくつかの病院や施設のスタッフの方々からお忙しいなか貴重なお話を伺った。なかでも、べてるの家の向谷地生良さんには文献を送っていただくなど貴重な示唆をいただいた。記して感謝したい。

また、本書に関連する内容について折にふれ議論させていただいた東京学芸大学の同僚および院生の皆さん、そして、立教大学の院生の皆さんにも感謝したい。

そして、医学書院の白石正明さんには本当にお世話になった。この仕事になかなかとりかかれず、最初にお話をいただいてから三年がたってしまった。この間、折にふれ、わたしを刺激しながら辛抱強く待っていただいた。そして、最初の読者としての白石さんの一言一言が大きな励みになった。ありがとうございました。

最後に、ケアの本を書くことでケアの時間がなくなるという矛盾を一身に引き受けつつ、ケアすることの難しさと奥深さをわたしに教えてくれた妻と二人の息子にこころから感謝したい。

野口裕二

二〇〇二年二月

著者紹介

野口裕二（のぐち・ゆうじ）
1955 年千葉県生まれ。北海道大学文学部（社会学専攻）卒業、同大学院博士課程単位取得退学。東京都精神医学総合研究所で都立松沢病院ソーシャルワーカーを兼務しながら、アルコール依存症、セルフヘルプ・グループなどの臨床的研究をおこない、その後、東京都老人総合研究所で、高齢者のソーシャル・サポートなどの日米比較研究をおこなう。東京学芸大学名誉教授。専門は臨床社会学、医療社会学。
医療、看護、福祉などの社会学的分析にとどまらずに、現場で使える社会学、現場の役に立つ社会学を目指している。
▶ 今後の抱負…「Don’t think, feel！ という Bruce Lee の教えのとおり生きること」
▶ 主な著訳書…『アルコホリズムの社会学』日本評論社、『ナラティヴ・セラピー』共訳・金剛出版、『ナラティヴ・セラピーの世界』編著・日本評論社、『臨床社会学のすすめ』編著・有斐閣、『臨床社会学の実践』編著・有斐閣、『セラピストの物語／物語のセラピスト』編著・日本評論社、『ナラティヴの臨床社会学』『ナラティヴ・アプローチ』勁草書房、『ナラティヴと共同性』青士社、など。

シリーズ
ケアをひらく

物語としてのケア――ナラティヴ・アプローチの世界へ

発行――――2002年 6 月 1 日　第1版第 1 刷©
2022年 4 月15日　第1版第14刷

著者――――野口裕二

発行者―――株式会社　医学書院
代表取締役　金原　俊
〒113-8719　東京都文京区本郷1-28-23
電話 03-3817-5600（社内案内）

印刷・製本ーアイワード

本書の複製権・翻訳権・上映権・譲渡権・貸与権・公衆送信権（送信可能化権を含む）は株式会社医学書院が保有します．

ISBN 978-4-260-33209-5

本書を無断で複製する行為（複写，スキャン，デジタルデータ化など）は，「私的使用のための複製」など著作権法上の限られた例外を除き禁じられています．大学，病院，診療所，企業などにおいて，業務上使用する目的（診療，研究活動を含む）で上記の行為を行うことは，その使用範囲が内部的であっても，私的使用には該当せず，違法です．また私的使用に該当する場合であっても，代行業者等の第三者に依頼して上記の行為を行うことは違法となります．

JCOPY〈出版者著作権管理機構 委託出版物〉
本書の無断複製は著作権法上での例外を除き禁じられています．複製される場合は，そのつど事前に，出版者著作権管理機構（電話 03-5244-5088，FAX 03-5244-5089，info@jcopy.or.jp）の許諾を得てください．
＊「ケアをひらく」は株式会社医学書院の登録商標です。

シリーズ　ケアをひらく　❶

第73回

毎日出版文化賞受賞！

［企画部門］

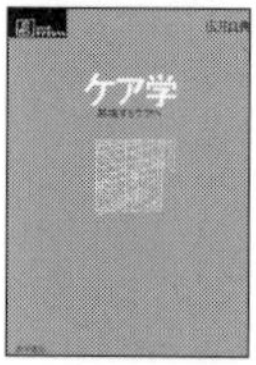

ケア学：越境するケアへ●広井良典●2300円●ケアの多様性を一望する――どの学問分野の窓から見ても、〈ケア〉の姿はいつもそのフレームをはみ出している。医学・看護学・社会福祉学・哲学・宗教学・経済・制度等々のタテワリ性をとことん排して〝越境〟しよう。その跳躍力なしにケアの豊かさはとらえられない。刺激に満ちた論考は、時代を境界線引きからクロスオーバーへと導く。

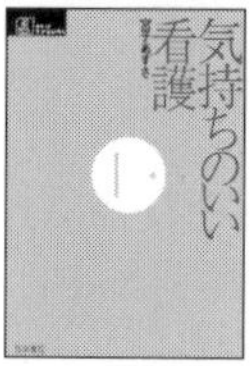

気持ちのいい看護●宮子あずさ●2100円●患者さんが気持ちいいと、看護師も気持ちいい、か？――「これまであえて避けてきた部分に踏み込んで、看護について言語化したい」という著者の意欲作。〈看護を語る〉ブームへの違和感を語り、看護師はなぜ尊大に見えるのかを考察し、専門性志向の底の浅さに思いをめぐらす。夜勤明けの頭で考えた「アケのケア論」！

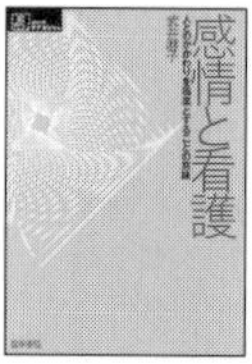

感情と看護：人とのかかわりを職業とすることの意味●武井麻子●2400円●看護師はなぜ疲れるのか――「巻き込まれずに共感せよ」「怒ってはいけない！」「うんざりするな!!」。看護はなにより感情労働だ。どう感じるべきかが強制され、やがて自分の気持ちさえ見えなくなってくる。隠され、貶められ、ないものとされてきた〈感情〉をキーワードに、「看護とは何か」を縦横に論じた記念碑的論考。

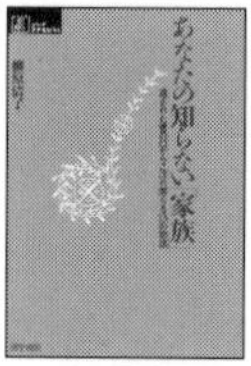

あなたの知らない「家族」：遺された者の口からこぼれ落ちる13の物語●柳原清子●2000円●それはケアだろうか――幼子を亡くした親、夫を亡くした妻、母親を亡くした少女たちは、佇む看護師の前で、やがて「その人」のことを語りはじめる。ためらいがちな口と、傾けられた耳によって紡ぎだされた物語は、語る人を語り、聴く人を語り、誰も知らない家族を語る。

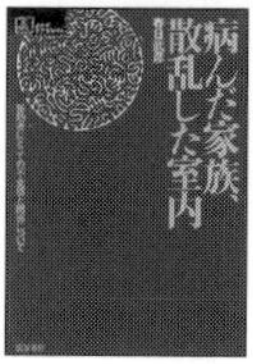

病んだ家族、散乱した室内：援助者にとっての不全感と困惑について●春日武彦●2200円●善意だけでは通用しない――一筋縄ではいかない家族の前で、われわれ援助者は何を頼りに仕事をすればいいのか。罪悪感や無力感にとらわれないためには、どんな「覚悟とテクニック」が必要なのか。空疎な建前論や偽善めいた原則論の一切を排し、「ああ、そうだったのか」と腑に落ちる発想に満ちた話題の書。

本シリーズでは、「科学性」「専門性」「主体性」といったことばだけでは語りきれない地点から《ケア》の世界を探ります。

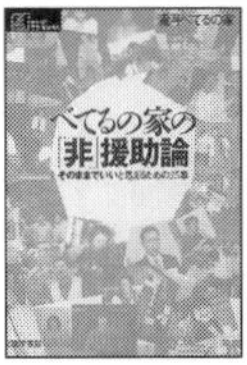

べてるの家の「非」援助論：そのままでいいと思えるための25章●浦河べてるの家●2000円●それで順調！———「幻覚＆妄想大会」「偏見・差別歓迎集会」という珍妙なイベント。「諦めが肝心」「安心してサボれる会社づくり」という脱力系キャッチフレーズ群。それでいて年商1億円、年間見学者2000人。医療福祉領域を超えて圧倒的な注目を浴びる〈べてるの家〉の、右肩下がりの援助論！

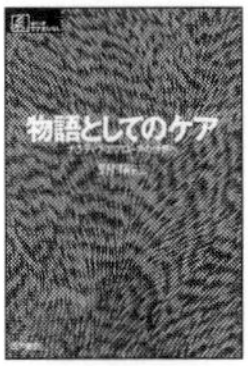

物語としてのケア：ナラティヴ・アプローチの世界へ●野口裕二●2200円●「ナラティヴ」の時代へ———「語り」「物語」を意味するナラティヴ。人文科学領域で衝撃を与えつづけているこの言葉は、ついに臨床の風景さえ一変させた。「精神論 vs. 技術論」「主観主義 vs. 客観主義」「ケア vs. キュア」という二項対立の呪縛を超えて、臨床の物語論的転回はどこまで行くのか。

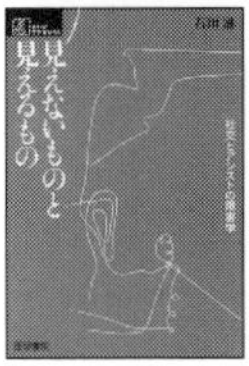

見えないものと見えるもの：社交とアシストの障害学●石川准●2000円●だから障害学はおもしろい———自由と配慮がなければ生きられない。社交とアシストがなければつながらない。社会学者にしてプログラマ、全知にして全盲、強気にして気弱、感情的な合理主義者……〝いつも二つある〟著者が冷静と情熱のあいだで書き下ろした、つながるための障害学。

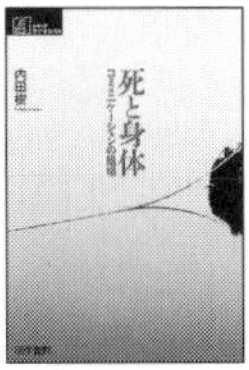

死と身体：コミュニケーションの磁場●内田　樹●2000円●人間は、死んだ者とも語り合うことができる———〈ことば〉の通じない世界にある「死」と「身体」こそが、人をコミュニケーションへと駆り立てる。なんという腑に落ちる逆説！「誰もが感じていて、誰も言わなかったことを、誰にでもわかるように語る」著者の、教科書には絶対に出ていないコミュニケーション論。読んだ後、猫にもあいさつしたくなります。

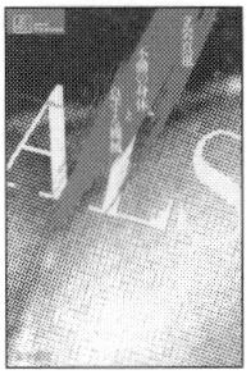

ALS　不動の身体と息する機械●立岩真也●2800円●それでも生きたほうがよい、となぜ言えるのか———ALS当事者の語りを渉猟し、「生きろと言えない生命倫理」の浅薄さを徹底的に暴き出す。人工呼吸器と人がいれば生きることができると言う本。「質のわるい生」に代わるべきは「質のよい生」であって「美しい死」ではない、という当たり前のことに気づく本。

❸

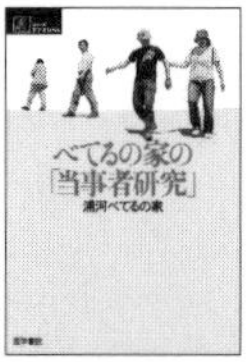

べてるの家の「当事者研究」●浦河べてるの家●2000 円●研究？ ワクワクするなあ―――べてるの家で「研究」がはじまった。心の中を見つめたり、反省したり……なんてやつじゃない。どうにもならない自分を、他人事のように考えてみる。仲間と一緒に笑いながら眺めてみる。やればやるほど元気になってくる、不思議な研究。合い言葉は「自分自身で、共に」。そして「無反省でいこう！」

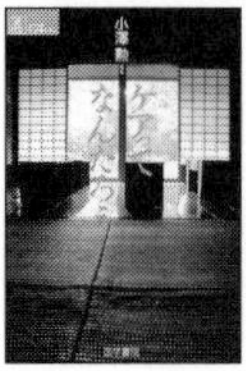

ケアってなんだろう●小澤勲編著●2000 円●「技術としてのやさしさ」を探る七人との対話―――「ケアの境界」にいる専門家、作家、若手研究者らが、精神科医・小澤勲氏に「ケアってなんだ？」と迫り聴く。「ほんのいっときでも憩える椅子を差し出す」のがケアだと言い切れる人の《強さとやさしさ》はどこから来るのか―――。感情労働が知的労働に変換されるスリリングな一瞬！

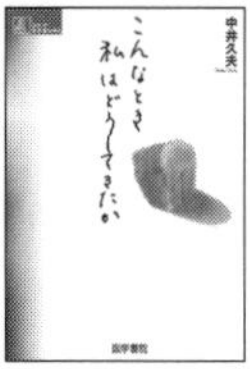

こんなとき私はどうしてきたか●中井久夫●2000 円●「希望を失わない」とはどういうことか―――はじめて患者さんと出会ったとき、暴力をふるわれそうになったとき、退院が近づいてきたとき、私はどんな言葉をかけ、どう振る舞ってきたか。当代きっての臨床家であり達意の文章家として知られる著者渾身の一冊。ここまで具体的で美しいアドバイスが、かつてあっただろうか。

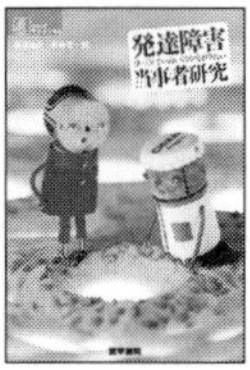

発達障害当事者研究：ゆっくりていねいにつながりたい●綾屋紗月＋熊谷晋一郎●2000 円●あふれる刺激、ほどける私―――なぜ空腹がわからないのか、なぜ看板が話しかけてくるのか。外部からは「感覚過敏」「こだわりが強い」としか見えない発達障害の世界を、アスペルガー症候群当事者が、脳性まひの共著者と探る。「過剰」の苦しみは身体に来ることを発見した画期的研究！

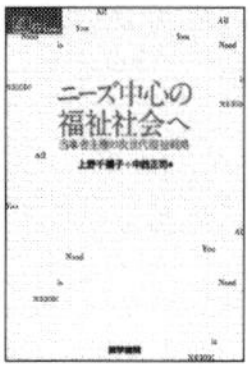

ニーズ中心の福祉社会へ：当事者主権の次世代福祉戦略●上野千鶴子＋中西正司編●2200 円●社会改革のためのデザイン！ ビジョン!! アクション!!!―――「こうあってほしい」という構想力をもったとき、人はニーズを知り、当事者になる。「当事者ニーズ」をキーワードに、研究者とアクティビストたちが「ニーズ中心の福祉社会」への具体的シナリオを提示する。

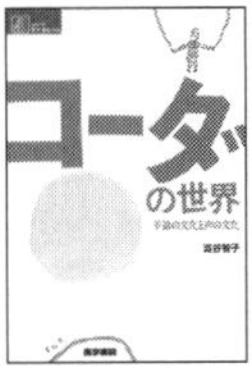

コーダの世界：手話の文化と声の文化●澁谷智子● 2000円●生まれながらのバイリンガル?———コーダとは聞こえない親をもつ聞こえる子どもたち。「ろう文化」と「聴文化」のハイブリッドである彼らの日常は驚きに満ちている。親が振り向いてから泣く赤ちゃん？ じっと見つめすぎて誤解される若い女性？ 手話が「言語」であり「文化」であると心から納得できる刮目のコミュニケーション論。

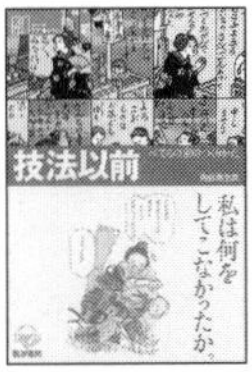

技法以前：べてるの家のつくりかた●向谷地生良● 2000円●私は何をしてこなかったか———「幻覚&妄想大会」をはじめとする掟破りのイベントはどんな思考回路から生まれたのか？ べてるの家のような〝場〟をつくるには、専門家はどう振る舞えばよいのか？「当事者の時代」に専門家にできることを明らかにした、かつてない実践的「非」援助論。べてるの家スタッフ用「虎の巻」、大公開！

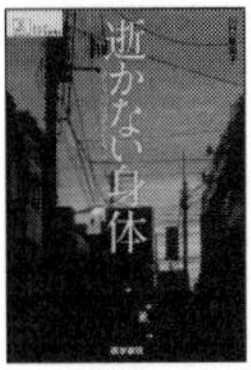

逝かない身体：ALS的日常を生きる●川口有美子● 2000円●即物的に、植物的に——言葉と動きを封じられたALS患者の意思は、身体から探るしかない。ロックトイン・シンドロームを経て亡くなった著者の母を支えたのは、「同情より人工呼吸器」「傾聴より身体の微調整」という究極の身体ケアだった。重力に抗して生き続けた母の「植物的な生」を身体ごと肯定した圧倒的記録。

第41回大宅壮一ノンフィクション賞受賞作

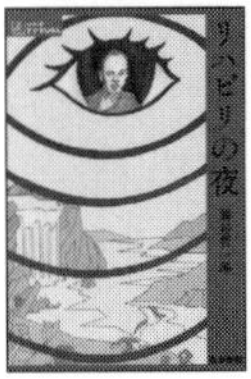

リハビリの夜●熊谷晋一郎● 2000円●痛いのは困る——現役の小児科医にして脳性まひ当事者である著者は、《他者》や《モノ》との身体接触をたよりに、「官能的」にみずからの運動をつくりあげてきた。少年期のリハビリキャンプにおける過酷で耽美な体験、初めて電動車いすに乗ったときの時間と空間が立ち上がるめくるめく感覚などを、全身全霊で語り尽くした驚愕の書。

第9回新潮ドキュメント賞受賞作

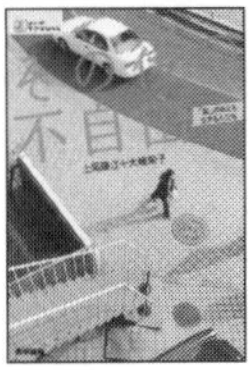

その後の不自由●上岡陽江＋大嶋栄子● 2000円●〝ちょっと寂しい〟がちょうどいい——トラウマティックな事件があった後も、専門家がやって来て去っていった後も、当事者たちの生は続く。しかし彼らはなぜ「日常」そのものにつまずいてしまうのか。なぜ援助者を振り回してしまうのか。そんな「不思議な人たち」の生態を、薬物依存の当事者が身を削って書き記した当事者研究の最前線！

第2回日本医学
ジャーナリスト協会賞
受賞作

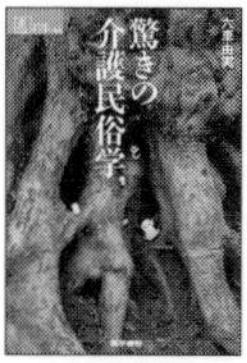

驚きの介護民俗学●六車由実●2000円●語りの森へ――気鋭の民俗学者は、あるとき大学をやめ、老人ホームで働きはじめる。そこで流しのバイオリン弾き、蚕の鑑別嬢、郵便局の電話交換手ら、「忘れられた日本人」たちの語りに身を委ねていると、やがて新しい世界が開けてきた……。「事実を聞く」という行為がなぜ人を力づけるのか。聞き書きの圧倒的な可能性を活写し、高齢者ケアを革新する。

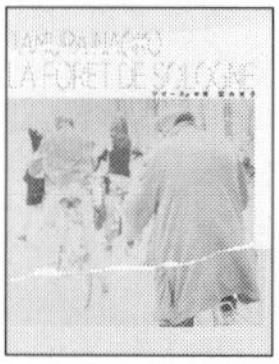

ソローニュの森●田村尚子●2600円●ケアの感触、曖昧な日常――思想家ガタリが終生関ったことで知られるラ・ボルド精神病院。一人の日本人女性の震える眼が掬い取ったのは、「フランスのべてるの家」ともいうべき、患者とスタッフの間を流れる緩やかな時間だった。ルポやドキュメンタリーとは一線を画した、ページをめくるたびに深呼吸ができる写真とエッセイ。B5変型版。

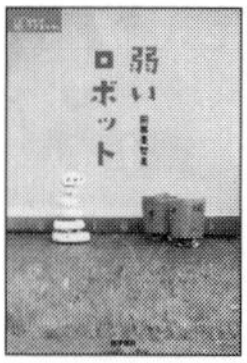

弱いロボット●岡田美智男●2000円●とりあえずの一歩を支えるために――挨拶をしたり、おしゃべりをしたり、散歩をしたり。そんな「なにげない行為」ができるロボットは作れるか？　この難題に著者は、ちょっと無責任で他力本願なロボットを提案する。日常生活動作を規定している「賭けと受け」の関係を明るみに出し、ケアをすることの意味を深いところで肯定してくれる異色作！

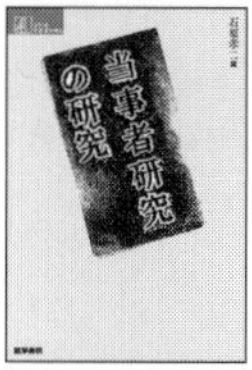

当事者研究の研究●石原孝二編●2000円●で、当事者研究って何だ？――専門職・研究者の間でも一般名称として使われるようになってきた当事者研究。それは、客観性を装った「科学研究」とも違うし、切々たる「自分語り」とも違うし、勇ましい「運動」とも違う。本書は哲学や教育学、あるいは科学論と交差させながら、“自分の問題を他人事のように扱う”当事者研究の圧倒的な感染力の秘密を探る。

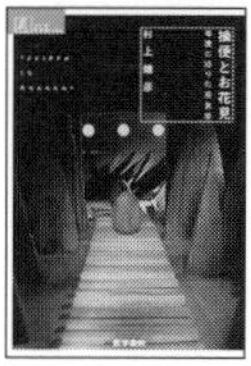

摘便とお花見：看護の語りの現象学●村上靖彦●2000円●とるにたらない日常を、看護師はなぜ目に焼き付けようとするのか――看護という「人間の可能性の限界」を拡張する営みに吸い寄せられた気鋭の現象学者は、共感あふれるインタビューと冷徹な分析によって、その不思議な時間構造をあぶり出した。巻末には圧倒的なインタビュー論を付す。看護行為の言語化に資する驚愕の一冊。

❻

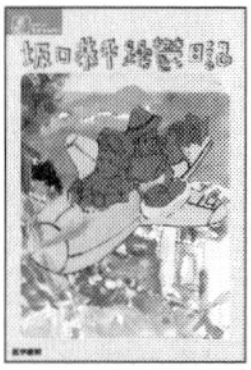

坂口恭平躁鬱日記●坂口恭平●1800円●僕は治ることを諦めて、「坂口恭平」を操縦することにした。家族とともに。――マスコミを席巻するきらびやかな才能の奔出は、「躁」のなせる業でもある。「鬱」期には強固な自殺願望に苛まれ外出もおぼつかない。この病に悩まされてきた著者は、あるとき「治療から操縦へ」という方針に転換した。その成果やいかに！　涙と笑いと感動の当事者研究。

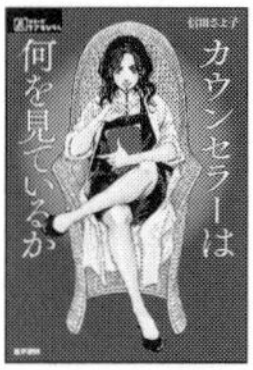

カウンセラーは何を見ているか●信田さよ子●2000円●傾聴？ ふっ。――「聞く力」はもちろん大切。しかしプロなら、あたかも素人のように好奇心を全開にして、相手を見る。そうでなければ〈強制〉と〈自己選択〉を両立させることはできない。若き日の精神科病院体験を経て、開業カウンセラーの第一人者になった著者が、「見て、聞いて、引き受けて、踏み込む」ノウハウを一挙公開！

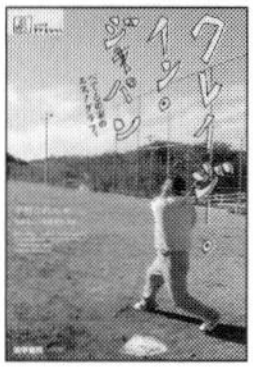

クレイジー・イン・ジャパン：べてるの家のエスノグラフィ●中村かれん●2200円●日本の端の、世界の真ん中。――インドネシアで生まれ、オーストラリアで育ち、イェール大学で教える医療人類学者が、べてるの家に辿り着いた。7か月以上にも及ぶ住み込み。10年近くにわたって断続的に行われたフィールドワーク。べてるの「感動」と「変貌」を、かつてない文脈で発見した傑作エスノグラフィ。付録DVD「Bethel」は必見の名作！

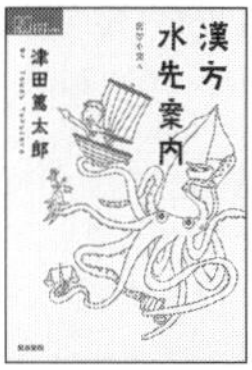

漢方水先案内：医学の東へ●津田篤太郎●2000円●漢方ならなんとかなるんじゃないか？―― 原因がはっきりせず成果もあがらない「ベタなぎ漂流」に追い込まれたらどうするか。病気に対抗する生体のパターンは決まっているならば、「生体をアシスト」という方法があるじゃないか！　万策尽きた最先端の臨床医がたどり着いたのは、キュアとケアの合流地点だった。それが漢方。

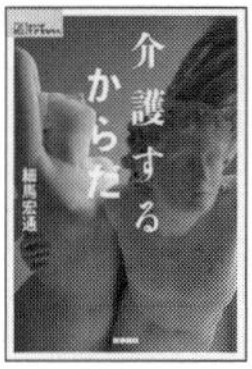

介護するからだ●細馬宏通●2000円●あの人はなぜ「できる」のか？―― 目利きで知られる人間行動学者が、ベテランワーカーの神対応をビデオで分析してみると……、そこには言語以前に〝かしこい身体〟があった！　ケアの現場が、ありえないほど複雑な相互作用の場であることが分かる「驚き」と「発見」の書。マニュアルがなぜ現場で役に立たないのか、そしてどうすればうまく行くのかがよーく分かります。

第16回小林秀雄賞
受賞作
紀伊國屋じんぶん大賞
2018受賞作

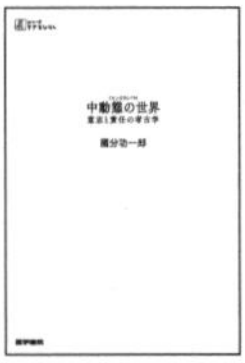

中動態の世界：意志と責任の考古学●國分功一郎●2000円●「する」と「される」の外側へ——強制はないが自発的でもなく、自発的ではないが同意している。こうした事態はなぜ言葉にしにくいのか？ なぜそれが「曖昧」にしか感じられないのか？ 語る言葉がないからか？ それ以前に、私たちの思考を条件付けている「文法」の問題なのか？ ケア論にかつてないパースペクティヴを切り開く画期的論考！

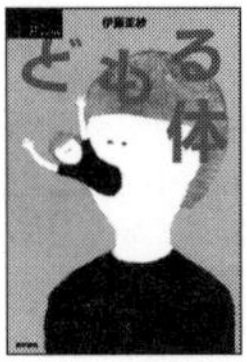

どもる体●伊藤亜紗●2000円●しゃべれるほうが、変。——話そうとすると最初の言葉を繰り返してしまう（＝連発という名のバグ）。それを避けようとすると言葉自体が出なくなる（＝難発という名のフリーズ）。吃音とは、言葉が肉体に拒否されている状態だ。しかし、なぜ歌っているときにはどもらないのか？ 徹底した観察とインタビューで吃音という「謎」に迫った、誰も見たことのない身体論！

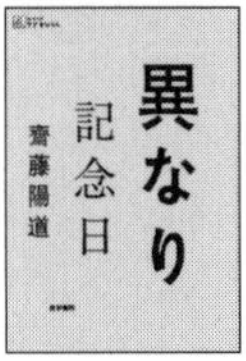

異なり記念日●齋藤陽道●2000円●手と目で「看る」とはどういうことか——「聞こえる家族」に生まれたろう者の僕と、「ろう家族」に生まれたろう者の妻。ふたりの間に、聞こえる子どもがやってきた。身体と文化を異にする3人は、言葉の前にまなざしを交わし、慰めの前に手触りを送る。見る、聞く、話す、触れることの〈歓び〉とともに。ケアが発生する現場からの感動的な実況報告。

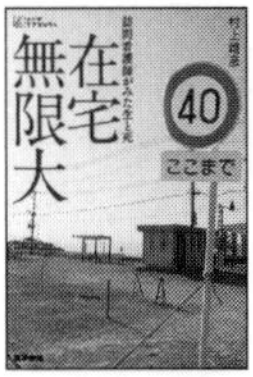

在宅無限大：訪問看護師がみた生と死●村上靖彦●2000円●「普通に死ぬ」を再発明する——病院によって大きく変えられた「死」は、いま再びその姿を変えている。先端医療が組み込まれた「家」という未曾有の環境のなかで、訪問看護師たちが地道に「再発明」したものなのだ。著者は並外れた知的肺活量で、訪問看護師の語りを生け捕りにし、看護が本来持っているポテンシャルを言語化する。

第19回大佛次郎論壇賞
受賞作
紀伊國屋じんぶん大賞
2020受賞作

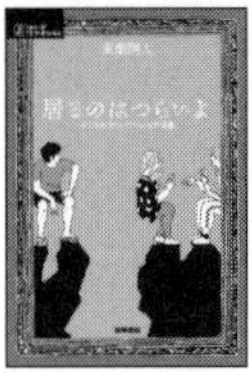

居るのはつらいよ：ケアとセラピーについての覚書●東畑開人●2000円●「ただ居るだけ」vs.「それでいいのか」——京大出の心理学ハカセは悪戦苦闘の職探しの末、沖縄の精神科デイケア施設に職を得た。しかし勇躍飛び込んだそこは、あらゆる価値が反転する「ふしぎの国」だった。ケアとセラピーの価値について究極まで考え抜かれた、涙あり笑いあり出血（！）ありの大感動スペクタル学術書！

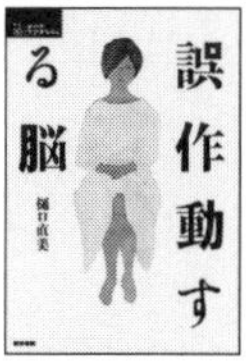

誤作動する脳●樋口直美● 2000円●「時間という一本のロープにたくさんの写真がぶら下がっている。それをたぐり寄せて思い出をつかもうとしても、私にはそのロープがない」——ケアの拠り所となるのは、体験した世界を正確に表現したこうした言葉ではないだろうか。「レビー小体型認知症」と診断された女性が、幻視、幻臭、幻聴など五感の変調を抱えながら達成した圧倒的な当事者研究!

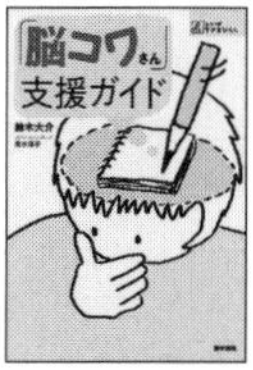

「脳コワさん」支援ガイド●鈴木大介●2000円●脳がコワれたら、「困りごと」はみな同じ。——会話がうまくできない、雑踏が歩けない、突然キレる、すぐに疲れる……。病名や受傷経緯は違っていても結局みんな「脳の情報処理」で苦しんでいる。だから脳を「楽」にすることが日常を取り戻す第一歩だ。疾患を超えた「困りごと」に着目する当事者学が花開く、読んで納得の超実践的ガイド!

第9回日本医学ジャーナリスト協会賞受賞作

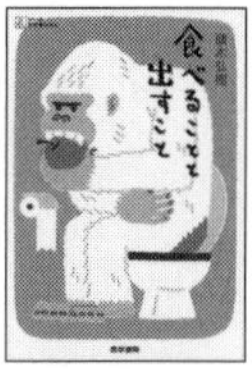

食べることと出すこと●頭木弘樹● 2000円●食べて出せればOKだ!(けど、それが難しい……。)——潰瘍性大腸炎という難病に襲われた著者は、食事と排泄という「当たり前」が当たり前でなくなった。IVHでも癒やせない顎や舌の飢餓感とは? 便の海に茫然と立っているときに、看護師から雑巾を手渡されたときの気分は? 切実さの狭間に漂う不思議なユーモアが、何が「ケア」なのかを教えてくれる。

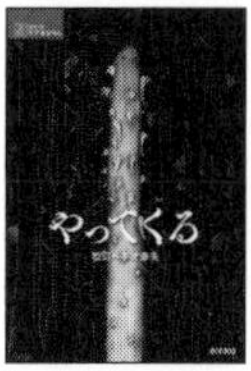

やってくる●郡司ペギオ幸夫● 2000円●「日常」というアメイジング!——私たちの「現実」は、外部からやってくるものによってギリギリ実現されている。だから日々の生活は、何かを為すためのスタート地点ではない。それこそが奇跡的な達成であり、体を張って実現すべきものなんだ! ケアという「小さき行為」の奥底に眠る過激な思想を、素手で取り出してみせる圧倒的な知性。

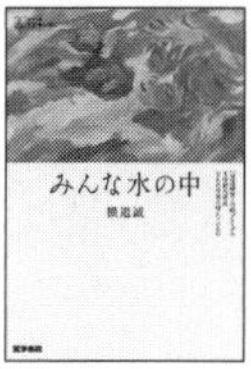

みんな水の中●横道 誠● 2000円●脳の多様性とはこのことか!——ASD(自閉スペクトラム症)とADHD(注意欠如・多動症)と診断された大学教員は、彼を取り囲む世界の不思議を語りはじめた。何もかもがゆらめき、ぼんやりとしか聞こえない水の中で、〈地獄行きのタイムマシン〉に乗せられる。そんな彼を救ってくれたのは文学と芸術、そして仲間だった。赤裸々、かつちょっと乗り切れないユーモアの日々。